养育体质优、智商高的精灵宝宝

最有效的健康直通车
最关爱女性的家庭必备健康顾问

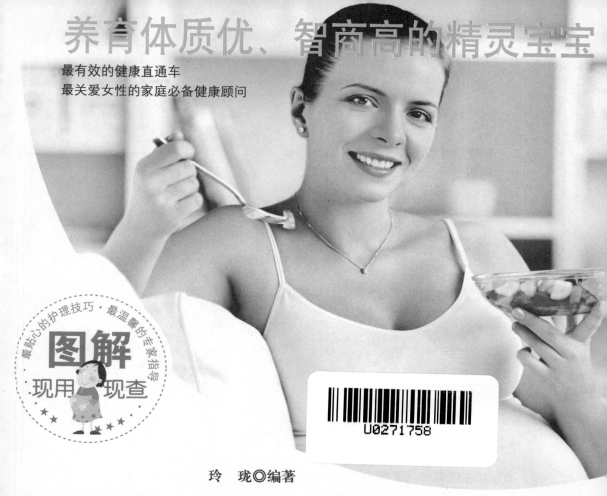

最贴心的护理技巧·最温馨的专家指导

图解
现用现查

玲　珑◎编著

优生优育知识宝典

全方位同步优生优育宝典

母婴健康专家**鼎力推荐**

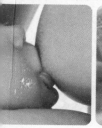
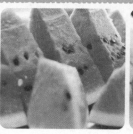
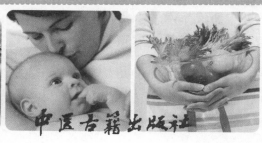
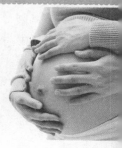

中医古籍出版社

图书在版编目(CIP) 数据

图解优生优育知识宝典 / 玲珑编著. -- 北京：中医古籍出版社，2013.5

ISBN 978-7-5152-0383-6

Ⅰ. ①图⊜ Ⅱ. ①玲⊜ Ⅲ. ①优生优育-图解 Ⅳ. ①R169.1-64

中国版本图书馆 CIP 数据核字(2013) 第 084883 号

图解优生优育知识宝典

玲　珑　编著

责任编辑 邓永标

排版制作 腾飞文化

出版发行 中医古籍出版社

社　　址 北京市东直门内南小街 16 号(100700)

经　　销 全国各地新华书店

印　　刷 北京盛兰兄弟印刷装订有限公司

开　　本 710×1000　1/16

印　　张 17

字　　数 320 千字

版　　次 2013 年 6 月第 1 版　2013 年 6 月第 1 次印刷

书　　号 ISBN 978-7-5152-0383-6

定　　价 36.00 元

前　言

　　优生就是让每个家庭在科学指导下孕育一个健康的孩子,优育就是让每个出生的孩子都受到良好的教育。

　　从孕育到出生,妈妈的双手托起了宝宝的整个世界,孕育宝宝的过程是一生中最幸福、关键的时刻。细心呵护、万般期待,只为一个小生命的呱呱坠地。每一个父母都希望自己的后代生长得既聪明伶俐又健康可爱,但是面对怀中的小婴儿,妈妈也会感到手足无措。长期以来,人们一直热衷于出生后婴幼儿的早期教育,而忽略了本应自胎儿期就该开始的早期教育。要想做到优生优育,就必须从孕前准备开始。既要有孕前的精心准备,又要有孕期的保健;既要有科学的胎教,又要有产后的百般呵护。

　　为了给广大父母提供帮助,我们特此编写了全面实用、专业科学的《图解优生优育知识宝典》。

　　本书中的每一个优生的金点子、优育的好主意,都是妈妈孕育宝宝的得力助手。

　　本书从"孕前""怀孕""胎教""分娩""新生儿呵护""婴幼儿养育"等六个篇章介绍了如何优生优育,让你拥有一个健康、可爱、聪明、伶俐的宝宝等内容。

　　本书为了便于妈咪们阅读,让妈咪们更全面的掌握孕产知识,特此设置了"专家叮咛""爱心贴士""妈咪课堂""妈妈宜知"等版块。语言通俗易懂,内容深入浅出,蕴含了专家学者丰富的临床及保健经验,图画一目了然,让您一看就懂,一学就会,是一本科学实用的优生优育知识宝典。请赶紧翻开本书,让我们的"孕婴专家"来教您如何拥有一个健康、可爱、聪明、伶俐的宝宝吧!

目 录
CONTENTS

孕前篇
准备好当妈妈了

第一章
认识了解怀孕

第二章
孕前身心准备

第三章
最佳怀孕时期

第四章
孕前饮食与营养

怀孕篇

幸福怀孕进行时

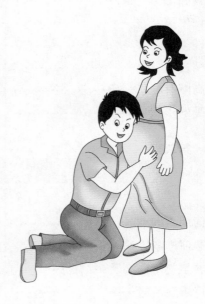

胎教篇

科学胎教好妈妈

分娩篇
幸福分娩进行时

第三章
分娩方式及技巧

第四章
分娩常见问题及护理

第五章
异常分娩的护理

新生儿篇
呵护我们的宝宝

第一章
新生儿的发育特点

婴幼儿篇

养育出健康宝宝

第二章
婴幼儿常见病防治与护理

第三章
婴幼儿体能训练

第四章
婴幼儿科学食谱

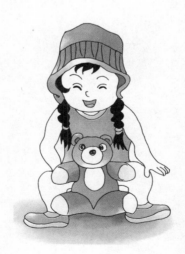

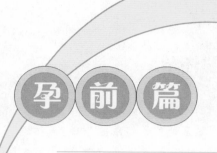

准备好当妈妈了

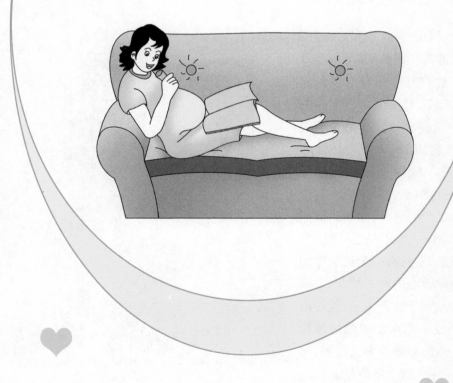

第一章

认识了解怀孕

　　一个生命的形成是由无数个偶然成分构成的。做父母的都希望生个健康、聪明、活泼的宝宝,父母的健康是孩子健康的基础,虽然这个道理很简单,但是做起来并不容易,要想生个健康的宝宝,父母应该充分认识了解怀孕。

🌙 孕育新生命的条件

　　一个生命的形成是由无数个偶然构成的。

　　女子进入性成熟期后,每个月经周期一般只有一个卵泡发育成熟并排出卵子,排卵通常发生在两次月经中间,确切地说,是在下次月经来潮前的 14 天左右。排卵后,卵子进入输卵管最粗的壶腹部,在此等待精子。男方一次射精能排出数亿个精子,但能到达输卵管壶腹部的,一般不超过 200 个。在众多精子中,只有一个精子能和等待在输卵管内的卵子结合,完成受精过程。精子进入卵子,两性原核融合形成一个新细胞的过程称为受精。新的细胞称为受精卵,又称孕卵,是一个新生命的开始。

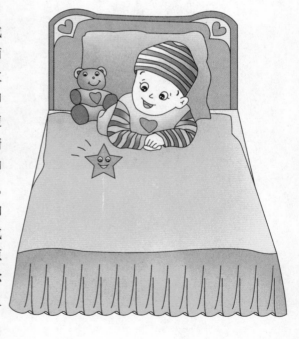

受孕是一个复杂的生理过程，受许多因素的影响。卵巢需排出正常的卵子，精液中要有活动能力较好的正常精子，卵子和精子能够在输卵管内相遇并结合为受精卵，即形成了"种子"，受精卵能被输送到子宫腔中，子宫内膜必须适合孕卵着床，就像一颗有生命力的"种子"需要适宜的"土壤"一样。这些条件只要有一个不正常，便会影响怀孕。卵子从卵巢排出后

>> 妈咪课堂

卵巢必须有正常发育，并形成熟的卵子，有正常的排卵功能；睾丸能产生足够数量和相当功能及形态正常的精子。即受精必须有发育正常的卵子和精子。

15～18 小时受精最好，如果 24 小时内未受精，则开始变性，失去受精能力。精子一般在女性生殖道中可存活 3～5 天，这段时间内具有受精能力。所以，在排卵前 2～3 天或排卵后 24 小时内，也就是下次月经前的 12～19 天性交，受孕的机会最高。

女性生殖器官

女性的生殖器可分为两部分：外生殖器和内生殖器。

外生殖器

外生殖器就是女性位于体表的生殖器，眼睛可以直接见到的那一部分。包括：大阴唇、小阴唇、阴蒂、阴阜、处女膜、阴道前庭、前庭大腺、阴道口、尿道口。

1. 大阴唇

大阴唇是女性生殖器外层一对纵长的隆起结构，是皮脂腺和汗腺发达的皮肤皱襞。大阴唇的外表面长有少许阴毛，外侧皮肤色素沉着，内侧较为滑润。平时，位于两侧的大阴唇向中间靠拢，将小阴唇、阴道口、尿道口盖住，起保护的作用。而在女性有性欲（也叫性兴奋）时，大阴唇才张开，将所遮盖部位露出表面。

2. 小阴唇

小阴唇位于大阴唇内侧，也是皮肤皱襞。无阴毛，表面光滑、细腻，富有弹性。在女性有性欲时，小阴唇充血，胀起，可增大 2～3 倍。在性生活中，由于小阴唇的增大，可以使阴道的有效长度增加。

3. 阴蒂

阴蒂位于两侧大阴唇上的会合点，类似男性的阴茎，直径 6～8 毫米，阴蒂头富有神经末梢，极为敏感，是由两个能勃起的海绵体组成。当女性有性欲时，阴蒂如

男性的阴茎一样,可以勃起增大。阴蒂是女性特别灵敏的性感器官,它的唯一生理作用就是激起女性的性欲。

4. 阴阜

阴阜为耻骨联合前面隆起的外阴部分,呈丘状,有阴毛,由皮肤及很厚的脂肪层构成。阴阜下邻两侧大阴唇。

5. 处女膜

处女膜是女性阴道口周围的一层中间有孔的膜状组织。其大小、形状、厚度因人而异,多数呈圆形、椭圆形或不规则状裂口,部分呈筛状。还有的女性处女膜完全封闭,膜的厚度一般为2毫米。处女膜完整性的破坏,可由性生活所致,但也有些女性处女膜的破裂是由剧烈运动、体力劳动或外伤所致。如处女膜是在性生活中破裂的,女性将会感到轻微的疼痛或不适,流出微量的血。

6. 阴道前庭

阴道前庭是位于小阴唇之间的裂隙,状如杏仁面。其两端较窄,中间较宽,中间的口即是阴道口。

7. 前庭大腺

前庭大腺开口位于小阴唇内侧,外表看不见。前庭大腺在女性有性欲时,能分泌出少量黏液润滑阴道。

内生殖器

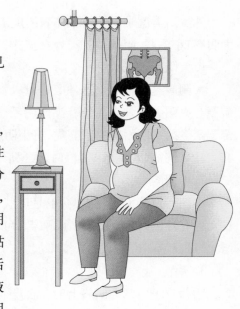

女性的内生殖器是眼睛所不能直接见到的,包括阴道、子宫、卵巢、输卵管四部分。

1. 阴道

阴道是一个管状通道,上方连着子宫,下方便是外表可见的阴道口。阴道对女性来说,既是性生活器官,也是排出月经和分娩胎儿的通道。阴道在没有受到性刺激时,处于闭合状态,即阴道壁相互贴在一起。阴道全长7~8厘米。阴道内壁表面覆盖着黏膜,黏膜上有许多皱褶,这些皱褶在性生活和分娩时能伸展开,在性生活中,能渗出液体,润滑阴道和阴茎,以免出现干摩擦,使阴道内壁和阴茎受到表面损伤,或产生疼痛、不适等。阴道有伸展性,可调节其大小而接受阴茎的抽送。

2. 子宫

子宫是产生月经和胎儿发育的地方,是一个扁平的,像倒立的梨一样的器官,成年女性的子宫长度为 7～8 厘米,最大直径为 4 厘米,厚为 2～3 厘米。

子宫分为子宫底、子宫体和子宫颈三个部分,上宽下窄。子宫底两侧与输卵管相通。

子宫的下部较窄,呈圆柱状,称为子宫颈。它是子宫伸入阴道的部分,它不仅是月经的出口,也是精子进入子宫的入口。在女性性兴奋时,子宫将会提升,子宫颈便会被动地提起,使阴道增长。子宫的内膜随月经周期和妊娠周期而变化。当卵子受精后,便从输卵管进入子宫,附着在子宫内膜上,发育成胎儿。

3. 卵巢

卵巢是女性的性腺,其主要生理作用是分泌性激素,周期性地产生性细胞,即卵子。卵巢位于子宫的两旁,输卵管的后下方,左右各一个,呈卵圆形结构。卵巢产生的性激素(雌激素和孕激素)和性细胞,对女性发育和性生活起着重要的作用。在女性 35～40 岁时,卵巢开始逐渐缩小,在 40～50 岁时,随着月经的停止而萎缩。

4. 输卵管

输卵管从子宫两侧角部伸出,左右各一条,全长约 10 厘米,是一条较细的管道。输卵管起始于子宫,开口于卵巢附近。输卵管通常是受精(即精子与卵子结合)的部位。输卵管的黏膜整个地覆盖着有颤动纤毛的上皮,这种颤动纤毛的上皮,不但能帮助受精卵进入子宫,而且对进入的精子的运动起着导向作用。

>> 妈咪课堂

卵子受精后,必须有能定向及按时输送受精卵的输卵管和与受精卵发育同步的子宫内膜,使受精卵得以着床。

男性生殖器官

男性的生殖器官也是由内外两部分构成的:外生殖器包括阴茎、阴囊;内生殖器包括睾丸、附睾、输精管、精囊腺、前列腺、尿道。

外生殖器

1. 阴茎

阴茎是男性的性交器官,其中包括前尿道,故兼有排尿和射精双重功能,是一个圆柱形的海绵体器官,有丰富的血管和神经分布。在性欲冲动时,阴茎由于充血而勃起,充分勃起时可达到异常坚硬的程度。各人的阴茎,在未勃起时的长度,虽然有很大的差异,但勃起时的长度却都是差不多的。未勃起时,较短的阴茎勃起时往往长度增加一倍;而未勃起时较长的阴茎,在勃起时一般仅增加75%的长度。

其实,阴茎的大小对女性的性满足并不十分重要。阴道的深部对阴茎刺激不太敏感。性交时,阴茎在阴道内摩擦抽送,刺激了阴蒂、小阴唇和阴道口,才使女性获得快感。而且,由于阴道富有弹性,在性交时它一般只扩大到适合男性阴茎的大小。因此,阴茎体积的大小与性生活的快感无关,只要阴茎能勃起进入阴道,它就是符合标准的。有少数妇女,需要粗大的阴茎才能满足性欲,其原因不是生理因素,而是心理因素。

另一方面,即使男性的阴茎较粗大,性交时,也不会给女性造成伤害,因为女性的阴道是有弹性的,不但能容纳勃起的阴茎,而且在分娩时能容纳胎头。阴茎的长度,正常是 7～13 厘米,但在性交时,能伸展延长。

内生殖器

1. 睾丸

睾丸是产生精子的主要器官,又称生殖腺,也称性腺。睾丸是两个微扁的椭圆体,分别悬垂于阴囊内的两侧。

成年人的睾丸平均长 4～5 厘米,宽 2.5 厘米,前后直径 3 厘米,重 10.5～14克。睾丸是一种内分泌腺体,其主要生理作用是产生精子和男性激素(睾丸酮)。

睾丸所产生的精子,通过睾丸曲管,进入附睾,再进入输精管而排出;所产生的男性激素可促进男子生殖器官的发育,保持男子的生理特征和性功能,并能对精子的生长起促进作用。

2. 阴囊

阴囊位于阴茎的下后方,肛门的前面,由其中间的隔障分为两个囊,内有睾丸、附睾。阴囊皮肤薄而柔软,富有汗腺、皮脂腺及少量阴毛。阴囊有许多皱纹,有易收缩和伸展的特点,以调节睾丸所适应的温度。

>> 妈咪课堂

精液异常表现为没有精子、精子数量过少、精子发育异常或死精子过多等。造成精液异常的有先天性原因,如双侧隐睾丸、睾丸发育障碍、畸形、无睾丸症等。也有后天的原因,如睾丸局部疾变、睾丸炎、睾丸结核、睾丸肿瘤、附睾疾患等。还有全身性疾病,常见的有维生素缺乏症、结核病、糖尿病及各种物理因素,如铅、乙醇、烟草造成的慢性中毒等。

3. 附睾

附睾位于睾丸后外侧,形状扁平,和睾丸相连,由许多曲折的小管构成,睾丸产生的精子被输送到附睾里储存,精子在附睾里,可以继续发育成熟。

4. 输精管

输精管是两条细长的管子,左右各一条,长约 10 厘米,直径约 2.5 毫米。它一端起于附睾,连接附睾管,另一端与尿道相连,开口于尿道。输精管依靠自身的收缩和蠕动能力输送精子。

5. 精囊腺和前列腺

精囊腺和前列腺均是生殖器官的附属腺体,均能分泌出一种碱性液体,既可帮助精子活动,又是组成精液的主要成分。

6. 尿道

尿道是排尿和射精的管道,全长约 20 厘米,起始于膀胱的尿道内口,终止于阴茎头的尿道外口。

 ## 受精过程

精子穿过卵细胞膜的过程

进入卵周间隙的精子是怎样进入卵细胞的?用电镜观察发现,精子不是从头部顶端(穿孔器式)钻入卵膜的,而是从精子的中段(赤道段)开始与卵细胞膜融合,随后,再向后延伸,包括精子尾部的一部分或全部,顶部是最晚进入卵细胞的。最后全部精子埋入卵细胞浆之中。卵子的受精也像其他细胞融合一样,包括两个细胞膜融合的过程。在卵细胞膜上,有部分蛋白质含量较多,其性质较稳定;另外,部分含脂类较多,代表膜的活性较强的部分。精子的获能意味着膜的改变,包括活性的增强和部分表面抗原的消除。

多精子入卵的阻滞

正常情况下，人体只允许一个精子进入卵黄与卵子发生受精作用，但在受精处，经常有许多的多余精子也与卵子相接触，如果多个精子入卵，往往胚胎发育早期就死亡。所以，在进化过程中，就出现了阻滞多精入卵的一系列反应，其中包括卵细胞的皮质反应、透明带反应和卵黄膜反应等。

精原核与卵原核的形成

精子进入卵细胞后，它的尾部脱落，头部的核膜消失，留下一个含有半数染色体的裸核，核内经过去氧核糖核酸的合成与浓缩，形成新的染色体，又出现核仁和新核膜，最后形成精原核。精子进入卵细胞后，刺激卵细胞的分裂；原来停滞于第二次成熟分裂中期的次级卵母细胞，很快发生分裂后，形成成熟的卵子和几乎不含胞

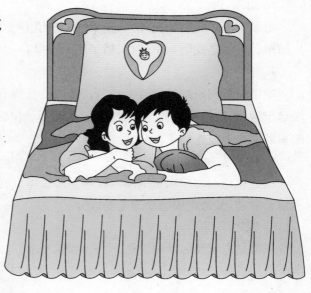

浆的第二极体。第二极体被排到卵外间隙。至此，卵子的两次成熟分裂才完成。成熟卵子的细胞核即卵原核，含有 22 条常染色体与 1 条 X 性染色体。两个原核的形成，约需经历 12 小时。

两个原核的融合

两个原核逐渐移到卵细胞的中央而相会。此时，核膜消失，核仁亦消失，来自两个原核的染色体，混合在一起，形成 1 个含有 46 条染色体的细胞，称为受孕卵或合子。受精过程不仅恢复了染色体的数目，而且是父母双亲的遗传基础；不但决定合子的性别，而且受精过程刺激合体进行一系列细胞分裂，称卵裂。孕卵在受精后数小时内，即开始有丝分裂，形成 2 个分裂球。

>> **妈妈宜知**

阻碍卵子与精子结合的原因是什么？先天性因素如无子宫、无阴道、子宫发育不良（幼稚型子宫）及子宫畸形，或阴道、处女膜闭锁等。后天性如各种生殖炎症，包括阴道炎（滴虫、霉菌、淋病等）及重度宫颈炎，均会产生大量黄脓样分泌物，影响阴道的酸碱度，不利于精子的活动和生存；结核性输卵管炎可造成输卵管管腔堵塞，可引起不孕。其他如子宫内膜异位所致的粘连（子宫腔粘连、子宫颈粘连等），子宫肌瘤等也可引起不孕。

孕卵的性别

受精卵的性别决定于精子所带的性染色体。如精子所含性染色体为 Y 型，则受精卵（XY）将发育成男胎；如精子的性染色体为 X 型，则受精卵（XX）将发育成女胎。假如在减数分裂时，两个性染色体没有平均分到两个次级精（卵）母细胞时，将发生各种类型的性畸形。

体外受精

关于受精的过程的知识，有很多来自体外受精的实验。人卵的体外受精，从1970 年以来就已有报道。研究对象为月经周期规律的，仅因输卵管疾病而引起不孕的妇女。

受精的抑制

受精是生殖过程的一个重要环节。在计划生育研究方面，受精的抑制也是许多学者的研究课题，已知的是合成胰酶抑制物可作用于卵子与精子，而抑制受精。

受精的变异

卵原核如与一个以上精原核融合，将形成三倍体；如第一或第二极体未被排出卵外，卵原核、精原核加上极体，三者融合亦可形成三倍体。如果在配子形成过程中，染色体发生变异，精子老化，卵子（排卵前或排卵后）老化或配子不成熟，都可导致受精卵发育异常或胚胎死亡。

性高潮有利于受孕

所谓性高潮,是指夫妻性生活时一种飘飘欲仙的快感体验。这种感受常因人因时而异,有些人非常强烈,以至于伴随躯体和阴道肌肉的强烈收缩,甚至有人发出呻吟声,有些人却似有似无。女性的性高潮也不是每次性生活都一定能获得。大约有近10%的妇女,甚至一辈子都未达到性高潮,体验过性快感。性高潮的出现与人的年龄、性经历、健康状况、夫妻感情、精神状态等多种因素有关。当然也和性生活前的性诱导,即性前戏、爱抚、调情的准备工作有关,是否充分性交、持续是否有足够的时间、女方是否能全身心地投入以及对性高潮的获得期望是否迫切等有关。一般来说,女子性高潮的出现,需要有一定的性生活经验的积累,因此,结婚多年的女性相对初婚不久者更易达到性高潮。

通常怀孕和性高潮无必然的因果关系,只要丈夫的精液能射入阴道,精子能顺利通过阴道,进入子宫,到达输卵管和卵子结合,就能使妻子受孕。有些女性虽然性生活常常可获得性高潮的满足,但由于其他种种原因,却很难怀孕,甚至终生不孕。相反,有人只有一次不情愿的性生活,却意外地怀孕。但是,假如男女双方在性生活时都能达到性高潮,则能促进受孕几率的提高。

性爱的步骤

性交包括性兴奋、性交、性欲高潮和性的满足等环节。这一系列的生理活动是一个十分复杂的生理过程,男女双方必须协作方能完成。

性行为是一种连续精神活动及机能运动的过程,可人为地分为以下三个阶段:

准备阶段

性生活对男女双方都是一种美妙的享受,但感情的发展需要一个过程,性欲的激发也是渐进的。和谐的性生活应该在性交之前,先经历一个准备过程,夫妻间的前戏是提高性生活质量的重要一环。许多女性受传统思想的影响,把性生活看作生儿育女的义务来完成,而把性交之外的性行为视为下流、不正派的放荡行为。人类在进化中,不同于一般动物,其中一方面就表现为生殖与性生活的分离。人们越来越认识到,应把性生活作为一种独立的人生享受。而在性生活中,性交也仅仅是其中的一部分,男女双方的调情、拥抱、爱抚等的前戏过程也非常重要,内容也不断丰富,且明显延长。调查表明,性交前的爱抚时间应是性交时间的 4 倍,这样才能得到充分的性欢悦。

>> **专家叮咛**

　　科学的交合是指夫妻在身体没有疲劳感的状态下,心情愉悦、无忧无虑地进行性生活。在这种身心状态最佳的时候,体内的内分泌系统将会分泌出大量有益于健康的酶、激素及乙酰胆碱等,使准妈妈的体力、智能最佳,夫妻的性功能最和谐并处于高潮状态。若是身体疲惫、心情欠佳,则不仅不利于受精卵的形成、着床和生长,还易导致畸胎、流产或影响胎儿的脑神经发育。

　　许多男士认为,性交前的爱抚只对妻子有用,对自己没多大意思。因此,只是随意应付几下,便迫不及待地进入性交阶段,这是因为这些男性没有认识和体验到前戏的乐趣。如果没有充分的前戏阶段,就难以获得和谐的性生活,势必降低性生活的质量,这对男女双方都是不利的。

　　(1)男女双方在性生活中的调情,能激发和维持性欲。富有挑逗性的情话既能融洽感情,又能催化情欲的发展。从某种意义上讲,情话甚至比性交本身还重要,能够更有助于得到性的满足。

　　(2)接吻是表达性爱最直接的方式之一。情侣间、夫妻间,一旦产生性爱的欲望,常常从口唇开始。接吻是感情升华的一种表现,也是享受性体验的一种极方便的形式。口唇周围具有丰富的神经分布,深吻可引起双方的快感。接吻的形式也非单一的口唇接吻,其可以是两口相对,还可以两口深深相接,两舌互舔。

　　(3)拥抱因有广泛的肌肤接触,其对提高性兴奋有非常重要的意义。拥抱在方法、时间、力度上有不同的方式,可以是全身性的,也可以是身体的某个部位,如胳膊、大腿、脖子等。从拥抱的状态,也可以体现出性兴奋的程度。开始阶段常常力度轻、接触少,随着情欲的高涨,往往越抱越紧,接触面由局部到全身,男女双方似乎融合在一起。由于紧张、兴奋,呼吸也变得急促,身体也会颤抖起来。

　　(4)为了激发男女双方的情欲,对配偶进行全身的触摸、爱抚是必不可少的。人体,特别是女性身体上有许多被称为性敏感区的部位,这些部位具有丰富的神经末梢,对触觉非常敏感,当这些部位被异性的身体碰触爱抚时,会产生高度的快感。前戏过程中,巧妙地刺激对方的性敏感区,很容易使对方兴奋起来,从而获得极大的性满足,并向性高潮过渡。

　　(5)女性身体的性敏感区,有主次之分。主要性敏感区包括乳房(特别是乳头)、性器官(阴蒂、阴道);次要性敏感区包括耳朵、后颈部、腰背部、腹部、臀部、大腿内侧、肛门、脐周围、嘴唇（尤其是内侧黏膜）、眼睑及腋窝等。

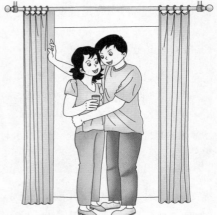

（6）女性的阴蒂是性冲动的主要发源地。所有女性都有令自己动情的"秘密据点"，即自己独特的敏感区。不少女性最强的性冲动来自对脚掌的刺激，而有些性敏感区小至一点。对此，女性本人最清楚。男方要善于发现女方的性敏感区，特别是女方身上的独特之点；女方也应该把自己身上的性敏感区告诉男方，如果不便直说，可引导男方去刺激这些部位。男方应留神并记住女方的性敏感区，不时地给予刺激，以帮助女方获得性满足。男性的性敏感区分布比较集中，主要是阴茎头部、阴茎体、大腿内侧、臀部及口唇、腋下等处。

（7）爱抚女性生殖器应以阴蒂为中心。阴蒂本身十分敏感，应避免一开始就集中刺激阴蒂。最初应在大腿内侧，然后是大阴唇、小阴唇，即由外侧逐渐进入内侧，动作应该缓慢柔和，一旦接触阴蒂就会引起强烈的兴奋，如果兴奋达到一定程度时，前庭大腺就会释放分泌物，因而阴部也变得润滑。

（8）乳房是女性特别的敏感区。通过爱抚乳房就能让有的女性感受到高度的快感。用手爱抚可轻轻按压或捏挤乳头，用指头摩擦乳头前端，从而使乳头勃起。

乳头勃起是因乳头海绵体充血的缘故。在爱抚乳头时，应注意不要刺激过强。爱抚乳头时也可以用口，当口一接触到乳房时，不但会引起女性的本能反应，同时也会激发男性的快感。

在整个准备阶段，时间长短可根据具体情况，需 10 ~ 30 分钟。待女方十分兴奋，前庭大腺分泌出大量黏液，湿润阴道口时，可进入下一阶段。

>> 专家叮咛

科学的交合还包括要重视女性达到性高潮。因为，女性在达到性高潮时，血液中的氨基酸和糖分能够渗入阴道，使阴道中的精子运动能力增强，小阴唇充血膨胀，阴道口变紧，阴道深部皱褶伸展变宽，便于储存精子；平时坚硬闭锁的子宫颈口也松弛张开，使精子易于进入。这时，数千万个精子经过激烈的竞争，其中强壮而优秀的精子与卵子结合，形成高质量的受精卵，从而孕育出健康又聪明的小宝贝。

性交阶段

性交时,勃起的阴茎插入女方阴道应该由浅而深,并宜稍加变化。性器官接触以后,应该稍休息一下,因在性交活动过程中,女方阴蒂受到刺激,可增加女方的激动和舒适。如果刺激与兴奋积累到一定程度后,性的兴奋就急剧增高,男性阴茎增大,输精管、精囊、前列腺和尿道肌肉都会出现节律性的收缩,随着这种收缩,精液喷射而出,伴随出现一种快感,从而进入性欲高潮。在性欲高潮时,女方阴道分泌物增多,有的阴道会出现节律性收缩,更增加了协调性的快感。

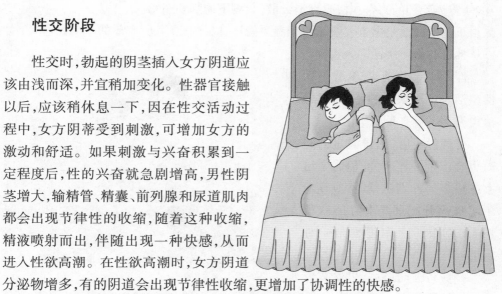

性生活中,最快乐的莫过于双方共享性高潮。若男方很快达到性高潮,而没能激发女方的性高潮,这样的性生活就谈不上美满了。共享性高潮,应注意以下方面:

(1)男女双方都有性欲是同时达到性高潮的前提。若女方暂时没有性欲,不要勉强,男方在性交前要耐心与女方交流,进行诱导,待其性欲高潮时,才正式性交。

(2)男方如果患早泄,应进行治疗。倘若没等阴茎插入阴道或刚插入就射精,就不可能使女方达到性高潮。这种情况应求医治疗,或经必要的训练进行纠正。

(3)若男方高潮来得太快,阴茎插入后应避免猛烈地抽动,也不要连续前后抽动,可中途休息,同时,应多爱抚女方,加快女性达到性高潮。

(4)夫妻双方应多交流以掌握性反应程度,并及时调整。

结束阶段

射精以后,此时男方的性欲已经满足,高潮急剧下降。但女方依然留恋曾经体验到的快感,性欲高潮时间较长,不想立即结束性器官的接触,男方暂时不要将阴茎抽出,略停片刻,以满足女方的性要求。

许多男性并不理解这一点,性高潮过后即翻身睡去,或立即起身去浴室,或者干别的事,而根本不管尚在留恋中的女方,使女方顿时觉得孤独,产生被抛弃的感觉,使曾体验到的兴奋和快感烟消云散,只剩下懊恼和遗憾。

正确的做法是男方要继续给予温柔爱抚,以弥补女方所需要的性满足,陪着女方从神奇的仙境缓慢降入人间。

性交后的温存是和谐美满性生活中不可缺少的一环,对融洽夫妻关系具有重要作用。

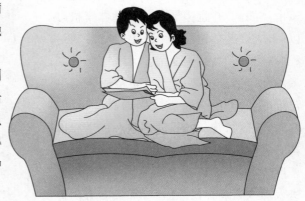

男性射精后,获得满足的同时也会产生一丝困倦,但为了给女方更多的性满足,就不应该急于起身离开。只要女方能获得快感,克服一点困倦也是一种乐趣。

在性高潮期过后,男女双方还应该继续拥抱一段时间并相互爱抚,或者轻声交谈,表示温存和爱意。令女方在温馨中得到性满足,双方相拥而睡,缓解肉体和精神上的紧张和兴奋。

>> 妈咪课堂

以优生为目的的性生活应具备下列心理准备:

(1)性交时,夫妻双方的注意力要集中,完全排除其他无关意念、事情的干扰。

(2)夫妻双方都有性交的要求,并为此感到轻松愉快,而不仅仅是单方需要,甚或视为负担和痛苦。

(3)夫妻双方都有正常的性欲望和性冲动,而不仅仅是一方。

(4)夫妻双方要在高度的兴奋、愉悦、舒坦、满足中完成性行为,而不是索然无味地应付。

第二章

孕前身心准备

优生这项工程,并不像我们想象的那么简单。有人说,优生如备战,这一点儿都不夸张。犹如作战之道,战事未起总是先要提前准备的,尤其是身心的准备,做好身心的准备,才能让你打不败之仗。

孕前的心理准备

孕育后代对于每一对夫妻来说,都是人生中的一件大事,是两人要共同经营的"事业"。这就要求他们做好全面的准备,光有了良好的身体条件、物质条件、环境条件是不够的,同时,还要做好心理准备。每对计划怀孕的夫妇在做出决定前,都要冷静地考虑一些与孕育有关的实际问题,这是很必要的,也是很明智的。在怀孕前,到底应做好哪些方面的心理准备呢?

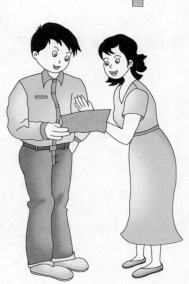

其一,夫妻之间的爱情是否经得起孩子的考验。要知道有了孩子,夫妻之间就有了一个"第三者",这个"第三者"给他们带来的不仅是生活的负担、社会的责任,而且还要在你们的情感世界中掠取一部分"领地",这势必会冲淡夫妻之间的感情,对此,夫妻二人要做出很好的选择,并且要在做好为人父、为人母的同时,还要做好为人夫、为人妻的双重角色准备。

其二,孩子是否是你们双方都希望拥有的。受传统思想的影响,认为男女结婚就是为了生育后代,延续种族。但在当今社会,随着社会的发展,文化素质的提高,越来越多的人对婚姻爱情有了更深刻的理解。有很多的青年男女,他们不再为续"香火"而结合,更多的是出于爱而结合,所以在婚后,就有可能在生育孩子上产生矛盾。当然,还有其他方面的原因,如觉得自己不够成熟,还不可能很好地教育孩子等,这些都会影响到夫妻二人在孕育孩子这件事上产生矛盾,所以,孩子的要与不要,需夫妻双方共同商量,彼此都愿意才行。

其三,孩子是否会影响你们为之奋斗的事业。有了孩子,你们就要为孕育孩子做出贡献,这多少都会牵扯人的精力,尤其是女性,对孕育孩子的付出要比男性多得多。有的女性为了孩子,甚至放弃了自己喜欢的事业,成为专职的家庭主妇,以致她们在事业中成为失败者。所以,在计划孕育之前,一定要考虑清楚,从实际出发,争取做到事业、孕育双丰收。

其四,你的家庭经济能力是否足够负担养育一个孩子。一个新生命的诞生,给人们带来欢乐的同时,也给人带来负担,孕育孩子需要家庭经济做后盾。所以,为了优生优育的需要在计划孕育前,一定要考虑这一点,如果经济条件暂时跟不上,最好暂时不要孕育孩子。

除了上面所讲述的情况外,还有很多外在原因,需要夫妻二人在计划孕育前纳入自己的考虑之中,所以,年轻的父母在计划孕育前,一定要做好各方面的心理准备。只有这样才能从心里真正接受孕育孩子的事实。

对于新婚夫妇来说,心理环境的内容十分丰富,包括夫妻彼此在气质上的互补和性格上的协调等。

心焦难得子

一对夫妇婚后数载,未能得子,只好领养一个孩子来抚养,但是,不久女方却意外地怀孕了,这种事情并不少见。这说明了什么问题呢? 一句话,心焦难得子。

>> 爱心贴士

和谐的孕前心理环境有这样几个鲜明的特征:

(1)夫妻善于主动调节相互之间的心理平衡,当一方由于气质上的或性格上的原因,偏离正常的心理状态时,另一方要善于引导对方摆脱困境。

(2)善于安排适宜的生活节律,以消除某种容易导致心理失调的因素。

(3)彼此都善于在特定情况下,加大自身情绪的处理及与对方关系中的"容忍度"。平常要进行适当争论的非原则性问题,可暂时先容忍下来,留待以后适当的时机解决,也可借其他方法,使之自然消弭。

不孕夫妇不同程度都有紧张、忧虑、恐惧等心理因素存在,有的盼子心切,婚后数月未能怀孕,就胡乱猜疑,焦急不安;有的出于公婆或父母的责难,夫妇心情抑郁,精神负担及心理压力很大。但是,当他们领养了孩子之后,这些因素都化为乌有,这就大大增加了女方受孕的可能性。

近年来,神经内分泌学的研究证实,生殖功能障碍大部分是心理因素引起的。紧张、忧虑、恐惧等不良心理因素的刺激,可通过神经传入大脑,影响大脑中丘脑和垂体功能,阻碍性腺激素的分泌,女子可引起闭经、月经不调、不排卵等;男子则可引起精子减少、活动力减弱以及阳痿、早泄、不射精等性功能障碍,从而造成不孕不育。

因此,经过各种不孕不育因素的检查,若未发现生殖器官明显异常,则未怀孕并不是没有生殖功能,而可能是由于心理因素引起的"心因性生殖功能暂时障碍"造成的。一般来说,消除忧虑和影响生殖功能的心理因素后,大多数不孕问题都会得到解决。

 ## 怀孕前准备工作

(1)了解自己的体重。如果体重低于正常值,应适当增加饮食,锻炼身体,使自己的体重达到标准,储备足够的营养,为将来胎儿的正常发育生长打下一个良好的基础。而超重的妇女,最好在怀孕之前适当减肥,待降到标准体重后再怀孕。因为孕期体重还要增加12千克左右,过于肥胖的妇女,如果体重指数即体重(千克)与身高的平方(米^2)之比大于24,则易发生高血压、糖尿病、巨大儿、难产等并发症。

(2)储备必需的营养、维生素及微量元素。准备怀孕的妇女,可多吃些牛肉、动物肝脏、绿色蔬菜、乳制品、谷类、海产品等。这些食物中含铁、钙、叶酸及微量元素较高。

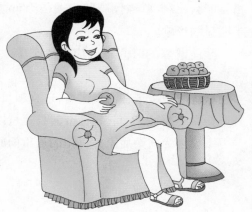

(3)戒掉不良习惯。吸烟、饮酒、吸毒等不良习惯对精子、卵子及受精卵均有毒害作用,应在怀孕之前先戒除。等怀孕后再戒除,往往为时已晚。

（4）避免工作环境中的不良因素。避免如放射线、噪声、化工原料等不良因素的影响，有条件者应适当调换工作岗位。

🕐 调养孕前身体素质

有些青年男女，平时不注意身体素质的锻炼，在妊娠之后，才开始讲究优生，这虽然比不讲求要好一些，但是终究显得有些迟了。

优生应始于择偶，择偶的科学知识，显然应包括对意中人身体素质的考察。新婚之后，为保持身体素质的良好状态，最关键的一条是建立有助于两性生活健康化的节律和格调。这不仅是家庭生活幸福的源泉，从生育观点来看，也关系到未来的父母所产生的生殖细胞——精子和卵子能否始终处于最佳性状，并有利于新生命在形成过程中获得优良遗传基因的生存环境。

孕前身体素质调养方式，最关键的是夫妇要经常坚持进行健身活动，包括健美运动和有益于健身的艺术活动。沉湎于自我封闭式的新婚生活，无节制的纵欲，则是重要的"禁忌"。保持健康的精神状态，是身体素质向正常发展的"精神卫生"条件，此点万万不可忽视。

现代科学表明，夫妇经常通过体育锻炼，保持身体健康，能为下一代提供较好的遗传素质，特别是对下一代加强心肺功能的摄氧能力、减少单纯性肥胖等遗传因素能产生明显的影响。

> **>> 妈妈宜知**
>
> 育龄妇女若体重过低，说明营养状况欠佳，易生低体重儿；过于肥胖则易致自身发生某种妊娠并发症，如高血压、糖尿病等，且导致超常体重儿的出生，故准备怀孕的妇女，首先要实现标准体重。标准体重的计算方法，可用身高（厘米）减110，所得差（千克）即为标准体重。据统计资料，怀孕后期的妇女都会比孕前增加饮食量，使自己体重达到标准值。

孕前锻炼的时间每天应不少于 15～30 分钟。

锻炼一般适于在清晨进行，适宜项目有跑步（慢跑）、散步、做健美操、打拳等，并坚持做班前操、工间操，在节假日还可以从事登山、郊游等活动。而且，这些活动千万不要因为新婚后家务负担的加重而间断。

保持乐观情绪

　　未来宝宝的健康与母亲孕前和孕后的精神健康有着密不可分的微妙关系。乐观的心态、健康的心理对未来宝宝的成长大有裨益。所以，夫妇双方在决定要孩子之后，要努力调整自己的情绪，以一种积极乐观的心态面对未来，把忧愁抛在脑后，让希望充满生活中的每一天。在打算怀孕的日子里，夫妇双方应尽可能放松身心，多找些乐子，多做一些有趣有益的活动，尽量减轻生活所带来的心理压力，让彼此都宽心、开心、顺心、安心。要相信，如果你们整日开心快乐，就会带来一个同样开心快乐的孩子；相反，如果你们整日愁眉苦脸，就可能会带来一个同样愁眉苦脸的孩子。

调适夫妻关系

　　如果夫妻双方经商量决定要孩子，则无论从心理上、生活上，夫妻双方更应多为对方着想，尤其是丈夫对妻子应体贴、照顾，给孕妇创造一个愉快舒适的环境，让她有平和愉快的心态。家庭生活以孕妇为中心，以利于她顺利度过孕期。生孩子不仅仅是妻子一人的事，同样也是做丈夫的事，更确切地说是整个家庭的大事。

　　从性生活上说，怀孕初期，受精卵刚刚着床，胎盘尚未完全形成，过度强烈的性生活会使子宫充血与收缩，容易造成流产。所以，尽管女方体态没什么改变，不妨碍过性生活，但还是应该减少性生活次数与强烈程度。怀孕后期，孕妇体态

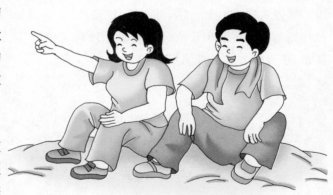

改变较大，要避免撞击膨大的腹部，孕妇外阴、阴道柔软，充血容易受伤，动作应轻柔些。预产期前1个月，子宫对外界的刺激较为敏感，易导致早产、早破水和感染，应停止性生活。所以，这些都需要夫妻双方考虑，特别是做丈夫的，心理上更要有所准备。

性心理准备

良好的心理因素与和谐的性生活紧密结合,是达到优生的重要因素。所以,实现优生的性生活应具备下列心理准备:

(1)性交时,夫妻双方的注意力要集中,完全排除其他无关意念和事情的干扰。

(2)夫妻双方都有性交的要求,并为此感到轻松愉快,而不仅仅是单方面的需要,或者将性交视为负担和痛苦。

(3)夫妻双方都有正常的性欲望和性冲动,而不仅仅是一方。

(4)夫妻双方要在高度兴奋、愉悦、舒坦、满足中完成性行为,而不是索然无味。

(5)性交过程中,夫妻双方激动、兴奋、欢快的情绪应趋浓烈,并互相影响、感染、激励对方。如果一方的一言一行,甚至呼吸、表情、姿势、语调等方面,显出勉强、不自然或者为难的表示,就会削弱对方兴奋、欢愉的情绪。

并非每次性生活夫妻双方都要达到这些要求,有时因偶然因素,使性生活不尽如人意,缺乏正常性快感,也是不足为奇的。只要对方体谅,即可在下次性生活中得到补偿。

根据夫妻性生活的心理特点,为保持性生活的和谐,提高满意度,避免心理性的性功能障碍,夫妻双方同房时应创造良好的环境,排除一切情绪干扰,全身心地投入性爱之中,并同步进入性兴奋、性高潮期,和谐地度过消退期,正确对待和妥善处理性生活中可能出现的种种问题。只有这样,才能使夫妻性生活保持最佳心理状态,获得极大的精神愉悦。

>> 专家叮咛

有的孕妈妈经常和蓄着胡须的丈夫接吻,这对胎儿非常有害。因为,蓄着的胡须可吸附、收容空气和灰尘中的各种污染物,尤其是浓密的胡须。这些污染物在接吻时,会随着口唇周围的胡须,轻而易举地进入孕妈妈的呼吸道和消化道中,其中不仅有各种致病菌,还有能诱发胎儿发育畸形的物质,如酚、苯、甲苯、氨、铅等。为了让胎儿正常生长发育,丈夫应该在妻子怀孕半年前就把胡须刮掉,在妻子怀孕后更要经常勤刮胡须。

第三章

最佳怀孕时期

对于想要宝宝的妇女而言,为了选择在最有利的条件下怀孕,女性的年龄应在 24～27 岁。因为妇女到了这段年龄,身体发育成熟,并正处在生育旺盛期,对妊娠、分娩期间的心理变化和精神刺激均能很好地调节与适应,各方面已具备了做母亲的条件,能承担起哺育与教育下一代的任务。

最佳生育年龄

怀孕与生育的最佳年龄段在 24～27 岁。这是因为青年女子一般在 20～23 岁身体发育进入成熟阶段,但许多人心理发育并不成熟。在此期间,青年人也处在迅速生长发育期,需要充足的营养素与矿物质,如早育,对胎儿对孕者都是不利的。

我国婚姻法规定,男子结婚不得早于 22 周岁,女子不得早于 20 周岁。这个年龄期结婚,从生理发育和心理成熟度上说,都是有利于人体健康的。

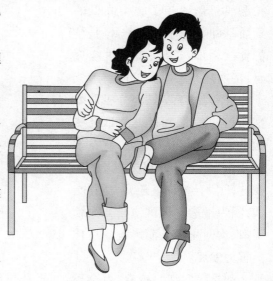

在选择适当的结婚年龄上,我国古代就有"合男子必当其年""男虽十六而精通,必三十而娶,女虽十四而天癸至,必二十而嫁"之说。意思是说,只有到了一定年龄再结婚,才能有健康合格的精子和卵子,否则后代就有产生先天性疾病的可能。

年龄大于 35 岁为高危产妇,而年龄过大对胚胎发育也不好,所以生育应选择在 35 岁以内。因为母亲年龄在 40 岁以上妊娠所生的子女中,先天愚型、先天性睾丸发育不全患儿比例明显增高,这是因为卵母细胞容易产生脱水和受激素状态的影响,因此在卵细胞发生的减数分裂中,容易产生染色体的不分离,结果就使卵细胞的染色体数目发生异常,受精后形成的个体,就将产生染色体病。

所以,只有在适当的年龄结婚,才能保证受孕成功,胎儿发育正常,出生后健康,生命强盛,做到真正的优生。

>> 妈妈宜知

怀孕时,基本体温也有变化。经常测量基础体温的妇女,如果月经到期未来,而基础体温保持在升高的水平上,则妊娠的可能性较大。已婚妇女出现以上这些现象,往往表示有怀孕的可能。在医院里,妇产科医生还要进行妇科检查来了解子宫的大小、阴道和子宫颈的改变。

最佳生育季节

临床研究成果证实:最佳的怀孕月份是 4 ~ 7 月,这是因为受孕后第 3 个月正是胎儿大脑皮层的开始形成的阶段。而大脑皮层沟回的多少与深浅是形成孩子智力高低的物质基础。在怀胎 3 个月后,孕妇食欲增加,瓜果、蔬菜供应充足,特别是西瓜对大脑皮层形成十分有利,便于孕妇充分吸取维生素和矿物质,对胎儿摄取某些微量元素也有很大好处,有益于胎儿的健康成长和大脑发育。在这阶段,孕妇应避免大量吃肉,因为过量食肉可使胎儿大脑平滑、沟回减少从而影响到后代的智力发展。

如果我们细心观察,就会发

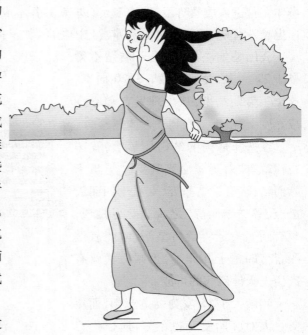

现冬天出生的孩子智力水平普遍高于其他季节的孩子。也有人认为,婴儿出生的时间在春天为最佳时期。一般来说,冬天出生的孩子,在半年时间内,通过先天的免疫期,可以抗拒春流感及其他疾病的传染。而到夏天时,孩子已具有一定的生活能力,可以抵挡夏天的炎热和其他疾病。春天出生的孩子,在半年的先天免疫期间,可以抗拒夏天高温引起的不适,以及多种细菌的侵蚀。

 ## 选择最佳怀孕时机

选择最佳怀孕时机,是生育一个身心健康孩子的不可缺少的条件之一。为了确保如愿,除了应具有前面叙述的几个基础条件外,还应注意观察以下的问题:女性应注意排卵期基础体温变化。

早上醒后,不要做任何动作,首先用体温表测体温。测得的体温可用图表的形式显示出来。横轴表示为月经周期,纵轴为体温。原点为本月的月经开始日。将一个月的体温用线连接起来,形成曲线,由体温的曲线高低情况来判断是否正值排卵期,每日要在同一时间进行测量。

女性的基础体温是与月经周期相对应的。这是因为孕激素的作用,孕激素的分泌活跃,基础体温会随之上升;孕激素分泌不活跃时,则出现低温。在正常情况下,从月经开始那一天起,至排卵的那一天,因孕激素水平较低,所以一直处于低温,一般为36.2~36.5℃。排卵后,卵泡分泌孕激素,基础体温猛然上升至高温段,一般为36.8℃左右。

根据记录可以得知,从低体温段向高体温段移动的几日,视为排卵日期,这期间同房,容易受孕。

 ## 计算排卵期

有调研结果表明,婚后不避孕或停止避孕后1个月内受孕率为53%,3个月内为77%,6个月为88%,一年内为92%。因为正常育龄妇女每月只排一个卵,有时卵细胞发育不好,也不能受精,并且精卵存活时间相对较短,精子排入女方体内只能存活48~72小时,卵子从卵巢排出24小时内活力旺盛,精卵才能相遇受孕,因此,必须掌握在排卵期性交,才有受孕的机会。如何识别排卵期呢? 下面给准备做妈妈、爸爸的人们介绍四种预测排卵期的方法:

推算月经周期:周期正常者,多在两次月经中间排卵;周期后延者,排卵时应在下次月经来潮前 14 天。

宫颈黏液性状:排卵前 24 小时,宫颈黏液量增多,透明无色,呈鸡蛋清样,黏性很强,不易拉断。

测量基础体温:月经周期分为卵泡期、排卵期、黄体期和月经期,在这四个时期内,基础体温也随之变化,排卵期发生在最低温度时期者占 40%,发生在最低点后一天者占 30%,前一天者占 15%,尚有极少数发生在前后各两天。

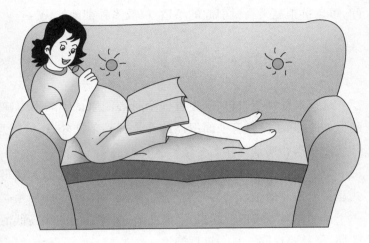

有条件的,可到医院做阴道 B 超监测卵泡发育,在医生指导下同房,增加受孕机会。

排卵期前后两天为易受孕期,根据上述四种方法综合考虑推测排卵期。计划要小宝宝的准爸爸和准妈妈们应该选择在排卵期同房,这样可以提高受孕的几率。如一年仍未受孕,可到医院就诊,查明原因。

>> 专家叮咛

一般认为,一次成功的性交,排入女性生殖道的精子数有几亿个,但到达输卵管部的精子数大约只有 200 个,并且精子在女性生殖道中的存活天数最多是 7 天,而卵巢排卵一般发生在下次月经来潮前的 14 天,或者是在月经中期,卵子排出后 24 小时内有受精的能力,超过 24 小时则开始退化并被吸收。所以,只有在卵子排出的前后 24 小时内安排性生活,受孕才能成功。

避免不当的受孕时机

一般情况下,育龄妇女每月排卵一次,卵子自卵巢排出后,具有受精能力的时间只有一天多。因此,如何选择受孕时机,生一个聪明、健康的孩子,是每一对准备怀孕的夫妇所关心的问题。此外,准妈妈与准爸爸要知道并不是什么时候受孕都合适,如果你们希望生一个健康聪明的宝宝,在受孕时间上要有所忌讳:

(1)不要在情绪压抑时受孕,人处于焦虑抑郁或有沉重思想负担的精神状态时,不仅会影响精子或卵子的质量,而且一旦受孕会因情绪的刺激而影响母体的激素分泌,使胎儿不安、躁动,影响生长发育,甚至流产。

(2)不要在早产、流产和清除葡萄胎后立即受孕。妇女在早产、流产后子宫内膜受到创伤,立即受孕容易再度流产而形成习惯性流产。葡萄胎清除后,至少要定期随访两年,在这段时间内尽可能不要受孕。

(3)不要在受孕前接触放射性物质和剧毒性物质,因为生殖细胞对 X 射线和剧毒物质非常敏感。需要在完全脱离接触性放射性物质和剧毒性物质环境后 1 个月以上,受孕才较为妥当,以免出现畸形儿。

(4)放置避孕环的妇女,取环后,应等来过 2 ~ 3 次正常月经后再受孕。

(5)不要在出差、蜜月、旅行途中受孕。由于在新婚前后,男女双方为操办婚事、礼节应酬而奔走劳累,体力超负荷消耗,降低了精子和卵子的质量,从而不利于优生。人在旅行途中,生活起居没有规律,大脑皮质经常处于兴奋状态,加上过度疲劳和旅途颠簸,可影响胎卵生长或引起受孕子宫收缩,导致流产或先兆流产。

忌生育过早

妇女生育过早不仅对身心健康不利,影响学习、工作和身体健康,而且还可能会有更危险的事发生。早孕会提高产妇死亡率。年龄在 20 ~ 29 岁的产妇死亡率为 4.5‰,而年龄在 20 岁以下的产妇死亡率高达 8.6‰。早孕妇女的婴儿死亡率也比较高。20 岁以下产妇生的婴儿死亡率达 10.9‰。

一般女性在 20 岁以前,虽然身体的各重要器官已逐渐发育成熟,但骨骼要到23 岁以后才能完全钙化,若过早地怀孕生育,胎儿会同仍在发育的母体争夺营养,对母婴双方的健康都不利。

宫颈癌的发病率,早婚者比晚婚者要高出 3~7 倍,尤其是 18 岁以前生育者可高出 20 倍,20 岁以下生第一胎的,宫颈癌的发病率比 25 岁以上生第一胎的高 7 倍之多。

>> 专家叮咛

　　由怀孕开始,体内荷尔蒙分泌产生变化,乳腺数目及发达程度逐渐增加,使胸部日益胀大;约 5 个月以后,胸罩尺码大约增加了一个或以上尺码,同时腹部亦已明显隆起;约怀孕 7 个月以后,胸罩比未怀孕时增加约两个尺码,同时乳头的距离不断增大;生产前的胸部增大程度反而减慢。当生产后 2~3 日,乳汁开始分泌,乳腺进一步扩张以适应分泌乳汁的生理需求,使乳房随之胀大。产后约一个月,乳房会渐渐回至怀孕 7 个月时的大小,由于乳腺间的脂肪逐渐减少,使胸部出现下垂的情况,喂哺母乳可以令身型较易恢复。

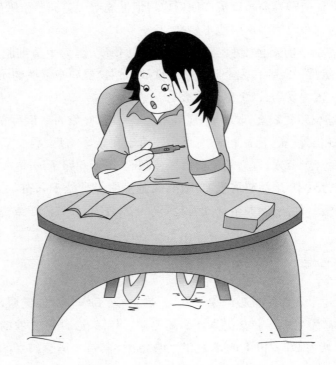

第四章

孕前饮食与营养

没有人不希望自己能生一个既聪明又健康的宝宝,由于宝宝在来到这个世界之前,要一直"住"在妈妈的身体里。因此,不容置疑,准妈妈们的健康状况直接影响着宝宝的健康与否。所以,从孕前开始,准妈妈们就应该注意饮食,加强营养。

孕前的饮食调理

吃素虽好,但最好不是全素。德国专家将参加试验的女性分成两组,其中一组除了吃少量乳酪和牛奶外,其他食物全部是素食;而另外一组则正常进食。在为期6周的减肥计划结束后,研究者发现,两组试验者的体重都下降了同等幅度;并且在运动量相同的条件下,吃全素的减肥女性中,78%的人出现了停止排卵的现象,并且几乎全组人的月经周期都比正常时间短。但是在正常饮食的一组中,67%的女性排卵正常,月经周期也没有明显变化。

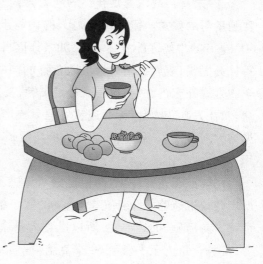

怀孕中后期,容易发生缺铁性贫血和缺钙,受孕后再去补充为时已晚,特别是原本营养较差的女性。因此,在孕前应多食用鱼类、牛奶、奶酪、海藻、牛肉、猪肉、鸡蛋、豆类及绿黄色蔬菜,在体内储存丰富的铁和钙,以免怀孕后发生铁和钙的缺乏。中国人膳食结构以素食为主,含钙量本来就低,中国人普遍钙摄入不足,再加上拒晒太阳、抽烟、喝酒等"恶习",缺钙情况就更严重。最新"全国居民营养与健康状况调查"显示,中国人每日从膳食中摄入的平均钙量仅为389毫克,与中国营养学会推荐的800毫克相去甚远。中国人本来钙就摄入量不足,一旦怀孕,对钙的需求量更是与日俱增。怀孕后,骨骼里的钙质会大量转移到宝宝的身体里,满足胎儿骨骼的发育需要,中国营养学会推荐中晚期孕妇每天钙需求量应高达1000～1200毫克。怀孕前营养储备充足,对胎儿的生长发育和妈妈自身的健康,都大有裨益。孕前妈妈钙量充足,小宝宝出生后,较少出现夜惊、抽筋、出牙迟、烦躁及佝偻病等缺钙症状,宝宝的牙齿和骨骼发育状况也较为良好。而孕妇也能缓解小腿抽筋、腰腿酸痛、骨关节痛、浮肿等孕期不适,预防骨质疏松。

>> 妈妈宜知

　　胎儿发育需要增加血液,肌肉、骨骼、内脏及其他组织也不断生长。随着妊娠月份的增长,母亲的体重也随之增加,其中除胎儿外,还有胎盘、羊水、乳房以及为适应妊娠而发生的变化。在分娩前,孕妇体重应比孕前平均增加11～13.5千克(不论孕妇孕前体重多少),不得少于9千克。其中妊娠前半期增加总量的1/3,后半期增加2/3。即妊娠1～12周增加2～3千克,妊娠13～28周增加4～5千克,妊娠29～40周增加5～5.5千克。一般来说,妊娠早期因早孕反应,体重增加不明显。怀孕13周以后,孕妇食欲增加,体重逐渐增加,平均每周350克左右,不超过500克,直到足月。

　　通常,食补被认为是补钙的理想方式,可以多喝豆浆和牛奶,多吃蔬菜肉类等含钙量高的食物。但是按照每天的钙需求量,你需要补充6～7千克的牛肉或者600毫升的牛奶才能满足需要,如果你懒得计算食物中的钙含量,也没时间顿顿准备补钙大餐,或者害怕大量摄取食物的同时,摄入大量的热量,那么建议你按照科学的方式补充钙制剂,这样既补足了钙,又省却了许多麻烦。目前市场上补钙产品众多,让人眼花缭乱,无所适从。但只要产品①含有合适的钙元素含量;②含有适量维生素D;③安全可靠,适宜人群广泛;④具有经循证医学验证的临床效果;⑤服用方便,性价比高,就可以放心使用。

　　同时准爸爸要注意,即使是短期锌缺乏症也会减小精子体积和睾丸激素含量,所以建议准爸爸每天补充15微克的锌。维生素C和抗氧化剂能减少精子受损的危险、提高精子的运动性,所以进食大量富含维生素C和抗氧化剂的食物非常重要,准爸爸每天至少摄取60毫克维生素C,而通常一杯橙汁就含有维生素C124毫克。每天服用1000毫克钙和10微克维生素D也能提高男性生育能力,富含钙的食物包括低脂牛奶、奶酪,同时牛奶中也含有丰富的维生素D。

通过进食提高精子和卵子活力：夫妻双方因精子或卵子活力不强而致怀孕失败的例子较为多见，多吃瘦肉、蛋类、鱼虾、肝脏、豆类及豆制品、海产品、新鲜蔬菜和时令水果，可以改善精子和卵子的某些缺陷，提高受孕概率。

水果、蔬菜里含有丰富的维生素、食纤维、矿物质等物质。这些物质是人体机能所必需的，对胎儿的生长发育起到积极的作用。

例如，维生素是细胞生长的要素之一。倘若母体摄取不足或缺少某种维生素会影响胎儿细胞的构成和生长发育。比如，叶酸主要来源于绿叶蔬菜、豆类，孕前补充足够的叶酸可以预防胎儿神经管畸形。

膳食纤维可以吸附食物中的有害成分，刺激肠胃蠕动，帮助消化，加快体内排泄，缩短有害物质在体内留置的时间，对孕期消化系统的不良状况有很大的改善。

很多准爸爸认为水果、蔬菜是准妈妈的专利品，常常不屑一顾。其实蔬果对于准爸爸的作用也不可小觑。男性蔬果摄入量不足会导致维生素缺乏，可能影响性腺正常的发育和精子的生成，从而使精子减少或影响精子的正常活动能力，严重的可能导致不孕。

下列营养素很关键：

（1）蛋白质。蛋白质被人体吸收后会分解成氨基酸，被人体利用，其中"精氨酸"被认为是制造精子的原料。蛋白质对生殖功能、内分泌、激素相当重要，食物当中的牛奶、黄豆、鸡蛋、瘦肉都富含蛋白质。

（2）维生素 E。维生素 E 又称生育醇，它的缺乏可能会使睾丸受到伤害，准爸爸要注意多补充胚芽、全谷类、豆类、蛋、甘薯和叶绿蔬菜等富含维生素 E 的食物。

（3）叶酸。缺乏叶酸会影响胎儿神经管的发育、造成胎儿脊柱裂的发生。所以准妈妈在食物中要多添加谷类、豆类、花椰菜、菠菜、芦笋、橙、葡萄、动物肝脏等叶酸含量丰富的食物。

（4）锌。由于睾丸制造睾固酮这种雄性激素需要锌，精子的制造和质量也和锌息息相关，所以准爸爸多吃海鲜、蛋、肉类、全谷类这些富含大量锌的食物。另外，坚果类也可以加强"男性雄风"。

（5）维生素。维生素的营养品只有在饮食不正常或饮食不均衡的情况下才需要补充，补充维生素还是天然食物最实惠、最好。

孕前的营养准备

如今的年轻夫妇都知道优生优育要从胎儿期抓起,诸如适当参加一些活动,避免不良生活因素的干扰,特别是注意科学饮食,为胎儿发育提供足够的营养素等。然而,营养专家认为,上述这些准备应当再向前推移,尤其是在营养方面,如果等到怀孕后才把它提上议事日程,孕妇自身可能要付出健康损害的代价,胎儿发育往往也会受到种种消极影响。那么,在营养方面,怀孕前要做些什么呢?

纠正营养失衡

准备怀孕的妇女以往可能出现过贫血症状,也可能有过因节食减肥导致某营养素短缺或是过多的情况,这对于优生不利。故妇女在怀孕前应当对自己的营养状况作一个全面了解,必要时也可请医生帮助诊断,以有目的地调整饮食,积极储存平时体内含量偏低的营养素。如肌体缺铁,可进食牛肉、动物肝脏、绿色蔬菜、葡萄干等;缺钙可进食虾皮、乳制品和豆制品等。孕前准妈妈需补充哪些营养呢?

（1）热能:孕期由于胎儿、胎盘以及母亲体重增加和基础代谢增高等因素的影响,在整个正常怀孕期间需要额外增加 8000 千卡的热量。WHO（1979 年）建议孕妇在怀孕早期每日

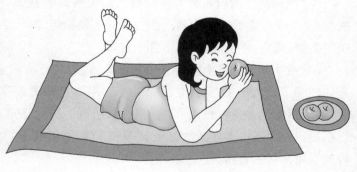

增加热能 150 千卡,而在以后两期每日增加 350 千卡。

（2）增加蛋白质摄入:蛋白质是人类生命的基础,是肌肉、脏器最基本的营养素,占总热量的 10% ~20% ,为了满足母体、胎盘和胎儿生长的需要,孕期需要增加蛋白质,妊娠早期应增加多少? 妊娠中期应增加 15 克,妊娠晚期应增加 25 克。蛋白质供给不足有发生妊高症的危险,故应多进食肉、鱼、奶、豆制品等。

（3）脂类:在生殖过程中脂类生理变化最多。胎儿储备的脂肪可为其体重的 5% ~25% 。脂质是脑及神经的重要组成部分。

（4）多吃含钙丰富的食物:钙是骨骼与牙齿的重要组成部分,怀孕时需要量为

平时的 2 倍。孕前未摄入足量的钙,易使胎儿发生佝偻病、缺钙抽搐。孕妇因失钙过多,可患骨质软化症、抽搐。孕前开始补钙,对孕期有好处,且钙在体内储藏时间长,所以应多进食鱼类、牛奶、绿色蔬菜等含钙丰富的食物。

(5)多吃含铁丰富的食物:铁是血色素的重要成分,如果铁缺乏就会贫血。胎儿生长发育迅速,每天约吸收 5 毫克铁质,且孕期孕妇血容量较非孕时增加 30%,也就是平均增加 1500 毫升血液。如果缺铁,易导致孕妇中晚期贫血。铁在体内可储存 4 个月之久,在孕前 3 个月即开始补铁,很有好处。含铁多的食物有牛奶、猪肉、鸡蛋、大豆、海藻等,还可用铁锅做饭炒菜。

(6)补充锌:锌是人体新陈代谢不可缺少的酶的重要组成部分。锌缺乏可影响生长发育,使得身材矮小,并影响生殖系统,女性不来月经,男性无精与少精。孕前应多吃含锌的食物,如鱼类、小米、大白菜、羊肉、鸡肉、牡蛎等。

(7)碳水化合物:葡萄糖为胎儿代谢所必需的,多用于胎儿呼吸,碳糖可被利用以合成核酸,为胎盘蛋白质合成所需。碳水化合物的供给应占热能的 60%。

(8)无机盐及微量元素:①钙和磷:钙、磷是构成人体骨骼和牙齿的主要成分。我国营养学会建议,钙供给量中期为 1000 毫克/日,晚期为 1500 毫克/日。②铁:妊娠期,妇女缺铁性贫血发生率较高。我国营养学会建议供给量为 28 毫克/日。③锌:除儿童以外,孕妇是易缺锌的人群。我国营养学会建议供给量为 20 毫克/日。④碘:甲状腺素的主要组成成分,甲状腺有调节能量代谢和促进蛋白质生物合成的作用,有助于胎儿生长发育。我国营养学会建议供给量为 175 微克/日。

> **>> 爱心贴士**
>
> 怀孕之后,孕妇身体需要增加营养,以保证胎儿的发育和孕妇身体健康。孕妇身体发生显著变化,需要添一些合适的衣物。为迎接小宝宝的降生,还要花费一笔数目可观的资金。这一切都要求夫妇事先安排好怀孕后的经济问题,统筹兼顾,保证重点。要本着勤俭节约的精神来添置所需物品,能代用尽量代用,或者利用旧物改制。总之,要合理安排经济支出,以免关键时刻手头吃紧,出现麻烦。

(9)维生素:孕妇的维生素需求量比一般成人的更高、更多。虽然可以通过均衡的饮食来满足所有的营养需要,但一些专家认为,即使是最健康的饮食者也需要外界帮助。

但要记住,维生素补充剂只是一种安全措施,并不能取代健康的饮食。由于药店柜台出售的维生素补充剂可能含有过量的维生素和矿物质,对胎儿的发育有害,因此,明智的做法就是,在怀孕之前就开始服用专门给孕妇配制的药剂。与医生交流,确定胎儿出世前,你应该服用什么样的维生素补充剂。

(10)补充足够的叶酸:叶酸应保证每天至少 400 毫克。每个人可能都需要更多的叶酸,并不仅仅是孕妇需要。叶酸是一种 B 族维生素,它能降低心脏病、中风、癌症、糖尿病的发病率,而且能降低胎儿神经管畸形,例如无脊柱胎儿。

据美国公众健康服务机构的研究,大部分育龄妇女每天都应该服用 400 微克叶酸,相当于 0.4 毫克。如果你的家族有神经性畸形胎儿史,那么医生会建议你每日的叶酸摄取量增加到 4 毫克,而且,至少在怀孕前 1 个月就开始服用,怀孕的前 3 个月要不间断服用。还可以吃富含叶酸的食物,例如,深绿叶蔬菜(菠菜和甘蓝)、柑橘、坚果、豆类、强化营养面包、谷类。叶酸是一种水溶性维生素,所以如果你服用过多的叶酸,过量部分就会流出身体。某些孕妇不适用这个规律,叶酸过量会导致维生素 B_{12} 缺乏症,有时候素食者会出现这种疾病。如果认为自己存在这些问题,那么就可以咨询医生。

维生素和蛋白质

维生素是人体必需的营养素,它维护着身体的健康,维持着生命的延续。准爸妈们在孕前 3 个月就应该开始补充维生素,让宝宝在身体上先赢第一个回合。

由于不同的维生素对人体起着不同的作用,所以补充维生素不能太单一。维生素 A 可维持正常视力和皮肤健康;维生素 D 可促进钙的吸收;维生素 E 在孕早期有保胎、防止流产的作用;维生素 C 可保护细胞组织免受氧化损伤,增强免疫力;叶酸有助于红细胞的生成,防止巨幼细胞性贫血和胎儿神经管畸形等,每一种维生素都有它特有的功效。

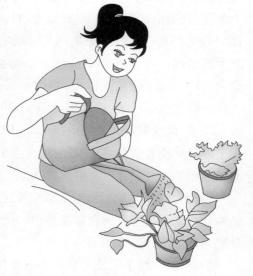

同时,准爸爸们也不要以为准妈妈是宝宝的营养库,补充维生素跟自己无关了。其实,维生素 A 能增强精子的活动能力;B 族维生素与男性睾丸的健康有着密切的关系;维生素 C 能提高精子的运动性;维生素 D 能提高男性生育能力。

那么,维生素从哪里补充呢?是从医院里那些瓶瓶罐罐中吗?其实,我们平时所吃的食物中就含有相当多的维生素：

维生素 C：水果和新鲜蔬菜，如所有绿色蔬菜、西红柿、卷心菜、猕猴桃等。

维生素 A：动物的肝、蛋黄、奶油、胡萝卜等。

维生素 B_1：谷类、豆类、坚果类、瘦猪肉及动物肝脏等。

维生素 B_2：动物内脏，以及蛋、奶等。

维生素 B_6：动物类食物，如动物心、肝等；全谷物食物，如燕麦、小麦麸等；豆类如豌豆、大豆等；坚果类如花生、胡桃等。

维生素 E：麦胚油、玉米油、花生油、芝麻油、豆类、粗粮等。

当然，如果正常饮食无法满足体内所需的营养，就要在医生的指导下选择适当的维生素片剂来补充体内的维生素。

叶酸是一种 B 族维生素，是合成 DNA 的必需元素，能参与人体的新陈代谢。孕妇如果缺乏叶酸会导致胎儿神经管畸形，还容易造成妊娠期高血压疾病、自发性流产和胎儿宫内发育迟缓、早产及新生儿低出生体重等情况。积极主动地补充叶酸能为生育出健康的宝宝打好基础。不过，叶酸不能从发现怀孕才开始补充，因为服用叶酸至少需经过 4 周才能改善体内的叶酸缺乏状态。孕前 3 个月开始服用，可以使体内的叶酸维持在一定水平，避免在早期胎儿神经管形成的敏感期，因缺乏叶酸而导致神经系统发育不完全。

虽然服用叶酸好处多多，但也不能盲目大量地服用。一般而言，每天摄入叶酸 400 ～ 800 微克是合理的剂量。

此外，孕前还要注意补充蛋白质。

蛋白质是构成生命所必需的物质，也是细胞的重要组成部分，但是人体自身不能合成蛋白质，必须通过均衡的饮食来摄取。

蛋白质分动物蛋白质和植物蛋白质两种。动物蛋白质在各种必需氨基酸组成的比例上接近人体蛋白质，被称为优质蛋白质，如：奶类、蛋类、肉类、鱼类等，其营养价值高，易被人体吸收。植物蛋白质其蛋白质含量并不一定低于各种肉类，如豆制品含有人体必需又不能合成的 8 种氨基酸。

>> 专家叮咛

合理饮食除能提供合格的精子、卵子外，还给准备受孕的妇女提供了在体内储存一定养料的机会。因为在妊娠早期，胚胎需要的养料还不是靠母亲每日饮食和胎盘来输送到胎儿体内的，主要是从子宫内膜储存的养料中获得的。倘若在怀孕前营养不足，没有足够的储备，怀孕后又因妊娠反应较大，呕吐频繁，不思饮食，势必影响到胎儿大脑发育时所需要的养分供给。

蛋白质是胎儿发育和母体健康不可缺少的养料。孕前3个月至半年,准爸妈就要摄入充足的优质蛋白质来保证宝宝的健康发育。但是,蛋白质也不是摄取得越多越好,男女双方每天蛋白质摄取量在40~60克,就能充足供应身体所需。

准爸爸的营养进补

胎儿生长是从受精开始的,生长过程中自始至终贯穿着遗传与环境的相互作用。遗传是体格生长、智力发育的内因,卵细胞在受精时,来自父母双方的基因组合,赋予了下一代生长发育的潜力;而环境因素,如营养和疾病等是外因,决定此种潜力能否充分发挥,丰富的营养,可使亲代传递给下一代的生长发育潜力得以充分发挥。因此,当一对夫妇计划怀孕前,应做到合理营养。

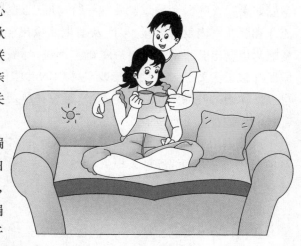

美国加州大学人类营养中心的一项新研究成果表明:男性饮食与自身的生殖健康有着密切联系,作为繁衍后代的另一半,父亲的饮食对宝宝将来的健康至关重要。

为了优生,丈夫要做到不偏食。精子的生存需要优质蛋白质、钙、锌等无机盐和微量元素,精氨酸及多种维生素等。如果偏食,饮食中缺少这些营养素,精子的生成就会受到影响,或许会产生一些"低质"精子。因此,想让妻子怀孕期间,丈夫在做到"样样食物我都吃"的前提下,适当多吃些富含锌、精氨酸等有利于优质精子形成的食物,如牡蛎、甲鱼、河鳗、墨鱼等。

据专家研究,人体内的微量元素对男性的生育力有重要影响。研究表明,锌、锰、硒等元素参与了男性睾丸铜的合成和运载、精子的活动和授精等生殖生理活动。体内缺锌可能导致男性性腺功能低下,睾丸变小、质软、精子生成减少或停止;缺锰可使男性发生精子成熟障碍,导致精子减少;缺硒会减少精子活动所需的能量来源,使精子的活动力下降。

孕妇在饮食中补充叶酸,以防止婴儿出现先天性神经系统缺陷,这对于准备做父亲的男性来说,同样具有重要意义。男性体内叶酸水平过低,会导致精液浓度降低,精子活力减弱。

此外,叶酸在人体内能与其他物质合成叶酸盐,如果男性体内缺乏叶酸盐,还会加大婴儿出现染色体缺陷的概率,使婴儿长大后患癌症的危险性增加。男性缺乏维生素 C 会损害自身的精子数量和质量,吸烟男子的生殖能力比较低下。因此,男性也要多补充含叶酸的食物。

>> 妈咪课堂

科学研究发现,人类精子的产生与饮食成分有关,食物中一旦缺乏钙、磷、维生素 A、维生素 E 等物质,精子的产生就会受到影响,或者产生一些质量差、受孕能力弱的精子。

有一些营养物质是男性生殖生理活动所必需的,如果体内缺少了这些物质,就会有碍于性腺的正常发育和精子的生成,严重者可能导致不育。

孕前饮食的注意事项

要加强营养

受孕前 3 个月,夫妇双方都要加强营养,以提供健康优良的精子和卵子,为优良胎儿的形成和孕育提供良好的物质基础。在饮食中,要多吃一些动物蛋白质、矿物质和维生素丰富的食品。

孕前夫妇可根据自己家庭、季节等情况,有选择地科学安排好一日三餐,并注意多吃水果,经过这样一段时间的健体养神,双方体内储存了充分的营养,身体健康,精力充沛,才能为优生打下坚实的物质基础。

>> 妈妈宜知

早孕反应表现为,在怀孕 6 ～ 12 周,出现恶心、呕吐、便秘等消化系统的症状,是由于怀孕期妇女胃酸分泌减少,胃肠道的蠕动降低,食物在胃内停留的时间较长造成的。此外,还有一半以上的妇女有胃纳不佳和喜欢吃酸的食物或甜的食物,以及乏力和嗜睡等表现。这些现象是因怀孕早期大脑皮层的抑制与皮层下中枢的兴奋,引起植物神经系统不平衡而造成的。

应避免各种食物被污染

食物从其原料生产、加工、包装、运输、储存、销售直至食用前的整个过程,都可能不同程度地受到农药、金属、霉菌毒素以及放射性元素等有害物的污染,从而对人类及其后代的健康产生严重危害。因此,孕前夫妇在日常生活中应当重视饮食卫生,防止食物污染。应尽量选用新鲜天然食品,避免服用含食品添加剂、色素、防腐剂物质的食品。蔬菜应吃新鲜的并要充分地清洗干净,水果应去皮后再食用,以避免农药污染;尽量饮用白开水,避免饮用各种咖啡、饮料、果汁等饮品。在家庭炊具中,应尽量使用铁锅或不锈钢炊具,避免使用铝制品及彩色搪瓷制品,以防止铝元素、铅元素等对人体细胞的伤害。

> **>> 专家叮咛**
>
> 要养成良好的饮食习惯。不同食物中所含的营养成分不同,含量也不等。所以,应当吃得杂一些,不偏食,不忌口,什么都吃,养成好的膳食习惯。

从孕前开始补充叶酸

我国育龄女性身体普遍缺乏叶酸,主要是传统的饮食结构使食物中叶酸含量不够。另外,烹调不恰当也会使叶酸遭到破坏。如果孕前孕后身体缺乏叶酸,就会使胚胎的神经管发育有缺欠,导致无脑儿、脊柱裂、脑膨出等畸形儿出生,我国是世界上神经管畸形儿发生率最高的国家。

叶酸是一种维生素,它对红细胞分裂、生长,核酸的合成具有重要作用,是人体的一种必需物质。科学家发现,孕妇缺乏叶酸,可导致胎儿发生神经管畸形,如常见的无脑畸形和脊柱裂等。新生儿的唇腭裂畸形及先天性心脏病,也与叶酸缺乏有关。

中国妇婴保健中心和美国疾病控制中心从1991年起,进行了大范围人群干预研究。结果表明,从计划怀孕时起到孕后3个月,每天服用小剂量叶酸,可以减少70%以上的神经管畸形病例的发生,可减少83.7%唇腭裂和35.5%的先天性心脏病。除此之外,还可减少自然流产率,减轻妊娠反应,促进胎儿生长发育,纠正孕妇贫血。

因此,怀孕前就一定要摄取充足的叶酸。首先,要改进饮食,注意安排富含叶酸的食物,如动物肝脏、肾脏、绿色蔬菜(菠菜、小白菜、苋菜、韭菜)、鱼、蛋、谷、豆制品、坚果;其次,改善烹调方法,做菜时不要温度过高,时间也不宜太长。

最有效的方法为:从怀孕前 1~3 个月开始,口服斯利安片或马特纳,一直服用到怀孕后 3 个月。特别提醒一点,不要错服为叶酸片,它是治疗叶酸性贫血的药物,每片叶酸含量为 5 毫克,是斯利安片的 12.5 倍,一旦过多服用会引起不良反应。

 ## 孕前提偿吃的食物

水果

多吃水果对大脑的发育有很大的好处。胎儿在生长发育过程中,细胞不断生长和分裂,需要大量的热量和蛋白质,但合成细胞的每一个步骤,都需要大量天然的有机化合物来促成,这种具有催化作用的特殊物质就是维生素。

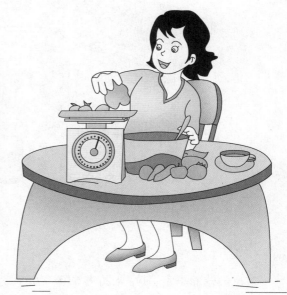

所以,经常食用水果的人,体内较少缺乏维生素。

小米、玉米

每 100 克小米和玉米中蛋白蛋、脂肪、钙、胡萝卜素、维生素 B_1 及维生素 B_2 的含量,均是大米、面粉所不及的。营养学家指出,小米和玉米是健脑、补脑的有益主食。

海产品

海产品可为人体提供易被吸收利用的钙、碘、磷、铁等无机盐和微量元素,对于人大脑的生长、发育健康,防治神经衰弱,有着极高的效用。

黑芝麻

黑芝麻含有丰富的钙、磷、铁,同时含有19.7%的优质蛋白质和近10种重要的氨基酸,这些氨基酸均为构成脑神经细胞的主要成分,必须随时进行补充。

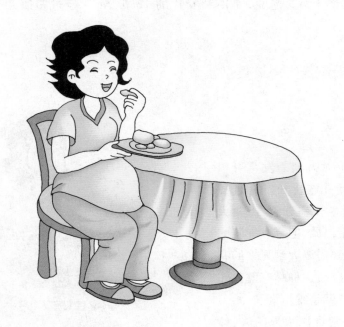

核桃

核桃的营养丰富,其中脂肪占63%~65%,蛋白质占15%~20%,糖占10%左右。据测定,500克核桃仁相当于2500克鸡蛋或4750克牛奶的营养价值,特别是对大脑神经细胞有益。其他如磷、铁、维生素A、维生素 B_1、维生素 B_2 等营养成分含量也比较高。

黑木耳

每100克黑木耳含糖量高达65.5%,含钙量高于紫菜,含铁量高于海带。所含胶质可以把残留在消化系统内的灰尘和杂质吸附集中起来,排出体外,从而起到清胃涤肠的作用,还具有帮助消化纤维一类物质的特殊功能。木耳还具有滋补、益气、养血、健胃、止血、润燥、清肺、强智等疗效,用于滋补大脑和强身,还可能和其他菜肴配合烹调。黑木耳炖红枣具有止血、养血之功效,是孕产妇的优良补养品;木耳与黄花菜共炒,可收到补上加补之效。

花生

花生具有极易被人体吸收和利用的优质蛋白。花生产生的热量高于肉类,是牛奶、鸡蛋无法与之媲美的。花生中还富有各种维生素、糖、卵磷脂,人体必需的蛋白氨基酸、胆碱等。孕妇可经常食用花生仁(其红衣可治疗贫血,不可抛弃),与大枣、桂圆肉、糯米煮食。

>> 爱心贴士

花生被人们誉为"植物肉",含油量高达50%,品质优良,气味清香。花生也是一味中药,适用营养不良、脾胃失调、咳嗽痰喘、乳汁缺少等症。

第五章

孕前疾病治疗

每个父母都希望自己的孩子健健康康的,这远远离不开父母身体的健康。因此,准爸爸、准妈妈在孕前应该进行疾病防治和治疗,以一个健康的身体,去孕育一个聪明可爱的宝宝。

常见遗传疾病的有哪些

现实生活中,孩子的健康与否很大程度上来源于父母,甚至很多孩子的疾病都是从父母那里遗传来的。据医学研究显示,遗传性疾病已成为危害人类健康的最广泛、最严重的疾病。所以,如果你患了以下的疾病,就要提高警惕了,当心把疾病遗传给孩子。

珠蛋白生成障碍性贫血

珠蛋白生成障碍性贫血,也叫地中海贫血,是由于人体基因缺失或突变引起的,具有遗传性而不具有传染性。在孕前体检时,要留意你的血常规检查,看看自己是否有此病。从遗传的概率来说,如果夫妻双方都是珠蛋白生成障碍性贫血症基因携带者,其子女就会有 25% 的可能患重型珠蛋白生成障碍性贫血,50% 的可能患轻型珠蛋白生成障碍性贫血;如果只有一方是基因携带者,子女有 50% 的可能患轻型珠蛋白生成障碍性贫血。

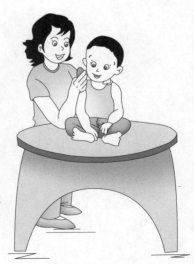

先天愚型

先天愚型也叫21-三体综合征、唐氏综合征。是一种染色体变异引起的病变，具有一定的遗传性。引起先天愚型儿的原因主要是父母变异染色体遗传给了宝宝，所以要预防先天愚型儿，夫妻双方要注意：

避免放射线辐射，避免大量用药，避免接触有毒的化学物质，避免病毒感染，注意个人卫生，增强体能锻炼。

另外，大龄夫妇受孕也是产生先天愚型儿的因素。因为随着年龄的增大，不管是卵子还是精子的质量都会降低，很容易造成染色体变异。所以，为了宝宝的健康，还是适龄生育好。

血友病

血友病为遗传性凝血功能障碍的出血性疾病。血友病对男性要偏爱一些，女性一般不发病，但会携带致病基因。携带致病基因的女性与正常男性的后代中，男性有500名的概率发病，女性有50%的概率携带致病基因。此外，患病男性与正常女性的后代中，男性全部正常，女性全部携带致病基因。

先天性心脏病

先天性心脏病是指胎儿时期心脏血管发育异常引起的疾病，是儿童时期最常见的心脏病。先天性心脏病是一种多基因遗传病，具有一定程度的家族发病趋势，主要是由父母生殖细胞、染色体畸形所致。少数的先天性心脏病可以自然痊愈，大多数患者随着年龄的增大，容易发生并发症，病情也逐渐加重。

先天性聋哑

先天性聋哑分为两种：一是不具遗传性的；二是具有遗传性的。一般情况下的聋哑都是由父母的致病基因传给下一代所造成的。如果父

> **>> 专家叮咛**
>
> 单基因遗传病：由一个（一对）致病基因引起的疾病，称为单基因病，单基因病可发生在常染色体上，也可位于性染色体上。致病基因可以是隐性的，也可以是显性的。
>
> 多基因遗传病：多基因遗传病是由多个致病基因的积累作用和环境因素共同作用的结果，此类病虽与遗传有关，但遗传规律较复杂。

母双方都携带先天性聋哑的致病基因,他们所生子女中 1/4 可能为聋哑,2/3 可能只携带一个聋哑基因,1/3 正常。

常染色体隐性遗传病

常见的有:家族性痉挛性下肢麻痹、白化病、苯丙酮尿症、呆小症、半乳糖血症、先天性聋哑、遗传性小头畸形、高度近视等。

 ## 遗传病的治疗防范

遗传病的治疗方法有以下几种:

饮食疗法

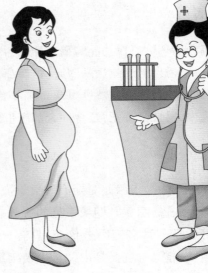

某些遗传病是由于某种基因变异,造成负责该物质体内转化酶的缺失,从而引起代谢障碍、毒素堆积,如苯丙酮尿症、粘多糖累积症都属于这类疾病。给苯丙酮尿症患儿喂食低苯丙酮酸的食物,控制体内苯丙氨酸的水平,即可取得良好的疗效。

药物疗法

如先天性低免疫球蛋白血症患者,可以通过注射免疫球蛋白制剂来进行治疗。肝豆状核变性主要是由于体内铜代谢障碍,使血液中铜的含量过高,造成胎儿畸形,可限制吃含铜食物,同时服用促进铜排泄的药物,以保持体内铜的正常水平,即可达到良好的治疗效果。

手术治疗

多指(趾)症、唇腭裂、联体、先天性心脏病等畸形病症,可通过手术治疗。

基因疗法

近年来,科学家已发现许多遗传病的致病基因,可用正常的基因导入患儿体内,达到根治遗传病的目的。

遗传病的防范

近亲或大龄结婚者会导致出生婴儿缺陷。

染色体决定着一个人全身的各种功能和外在表现。每个人的细胞中都有 23 对染色体,其中 22 对为常染色体,1 对为性染色体。每个人的染色体上都会有一些有病的基因,但由于在 1 对等位基因上,一个基因有问题,另一个没有问题,有病的基因就表现不出来,所以从外观上看是正常的。

在近亲结婚的夫妻身上,如姑表兄妹,他们的父亲或母亲是由同一个父母所生,具有相同的基因,即这对表兄妹身上的基因有 1/4 是相同的,若他们的子女把这相同的 1/4 承载下来,就会使在一对等位基因上出现相同致病基因的几率大大增加,从而使有病的基因外显出来。这就是为什么近亲结婚容易生畸形儿的原因。统计表明,近亲婚配所生孩子的异常比例是同地区非近亲婚配所生子女异常比例的 145 倍。

>> **专家叮咛**

常染色体显性遗传病常见的有:软骨发育不全、多发性家族性结肠息肉症、肾性糖尿病、夜盲症、血胆固醇过高症、骈拇及多指畸形、遗传性舞蹈症、视网膜母细胞瘤、遗传性神经性耳聋、过敏性鼻炎等。

先天愚型的发生与年龄有很大关系。此病在 35 岁以下的妇女发生率为 0.15% ,35 岁以上的妇女发生率为 1% ~2% 。40 岁以上的妇女发生率可达 3% ~ 4% 。如果 40 岁以上的妇女不再生孩子,那么先天愚型的发生可减少一半。

不能怀孕的疾病

严重心脏病患者,如先天性心脏病中室间隔缺损大于 2 厘米、紫绀型先天性心脏病艾森曼格氏综合征、未行手术纠正的法鲁氏四联、中重型主动脉狭窄、风心病心功能Ⅲ级以上、原发性肺动脉高压等,均不宜妊娠。

甲状腺机能亢进(简称甲亢)患者,在用药治疗期间不宜妊娠,应待病情稳定后再怀孕为妥。

患中度以上贫血(血色素低于809/L)的妇女应在孕前给予纠正,待恢复健康后方可怀孕。再生障碍性贫血患者,在治疗期间,使用大量肾上腺皮质激素,可导致胎儿畸形,不宜怀孕。

精神病患者应在病情稳定 2～3 年,且停用药半年以后方能怀孕。

肺结核活动期,不宜怀孕。

糖尿病患者如伴有高血压、心电图显示冠状动脉缺血、肾功能减退、有增生性视网膜炎病变,则不宜妊娠。轻度糖尿病患者应在病情稳定后再怀孕。

慢性肾炎患者如有高血压和蛋白尿,血压超过 150/100 毫米汞柱,或有氮质血症者,不宜妊娠。

重度高血压或慢性高血压患者收缩压大于 180 毫米汞柱、舒张压(即低压)大于 110～120 毫米汞柱,脑出血风险大,不宜妊娠。

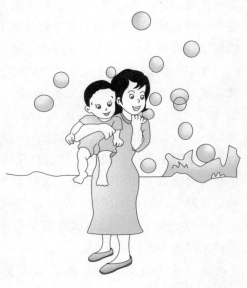

患有急性病毒性肝炎、乙肝大三阳伴病毒 DNA 阳性者均应在病情得到控制后再怀孕。肝炎病毒能否致胎儿畸形尚无定论。早孕妇女乙肝病毒表面抗原(Hb-sAg)阳性滴定度高和乙肝病毒 e 抗原(HbeAg)阳性者,胎儿受感染的可能性大,建议做人工流产。

处于各种发热性疾病的急性期,或伴有严重的阴道炎、妇科及其他炎症、性传播疾病等,也应在治愈后再怀孕。

处于风疹、巨细胞病毒、疱疹病毒、弓形虫感染的急性期,不宜怀孕。

>> 专家叮咛

连锁隐性遗传病常见的有:葡萄糖-6-磷酸脱氢酶缺乏症(蚕豆病)、血友病、红绿色盲、先天性白内障、血管瘤病、眼白化病、肛门闭锁、先天性丙种球蛋白缺乏症等。x 连锁显性遗传病常见的有:抗维生素 D 佝偻病、脂肪瘤、遗传性肾炎等。

引起不孕的妇科疾病

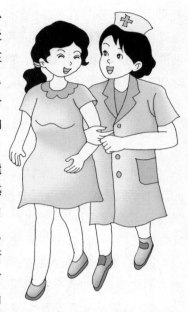

引起不孕的常见妇科疾病,有子宫内膜异位症、多囊卵巢综合征、生殖器官畸形、子宫肌瘤、盆腔炎导致的输卵管阻塞、严重的宫颈炎等,准妈妈可以在家回想一下,平时是否会感觉骨盆有沉重感? 自己是否被诊断出患有子宫内膜异位症或多囊卵巢综合征? 是否进行过输卵管结扎,或有其他慢性疾病,如糖尿病、甲状腺疾病或高血压等?

多种妇科疾病或生殖道感染继发的病变,都能使受孕的可能性降低。如淋球菌、衣原体、支原体感染诱发的盆腔炎、阴道炎、子宫颈炎,可导致局部白细胞增多,影响精子的正常活动,给受孕造成困难。临床资料显示,有15%的不孕是沙眼衣原体感染所致。沙眼衣原体进入女性生殖道后,可以引起子宫内膜炎、输卵管炎、盆腔炎等。当病原体侵犯到输卵管,就有可能造成输卵管腔狭窄,甚至阻塞,最终导致不孕。性传播疾病患者大多有盆腔炎,破坏女性输卵管功能,使卵子活力大为降低。最好把妇科病治疗好后再怀孕,这样不仅利于受孕,而且也有利于分娩。

另外,阴道冲洗不能太频繁,需要在医生的指导下使用。因为频繁的冲洗会破坏阴道内环境平衡。调查发现,常用冲洗器具冲洗者,发生宫外孕的危险性是从来不做阴道冲洗者的3~4倍。另外,阴道冲洗还有可能会成为输卵管炎、盆腔炎的诱因。

同时,孕妇最好不要用洗液,因为阴道有"自洁"作用,可在一定程度上保护妇女的生殖系统。尤其在怀孕以后,体内的生理变化加强了阴道的自洁作用,如果没有用药指征而自行用消毒剂冲洗阴道,就有可能破坏阴道的防御

>> **妈妈宜知**

很多医院都开设有孕前门诊,准妈妈在怀孕前,要做一次全面的体检,检查是否患有内科、外科或遗传等方面的疾病,并听取医生对你怀孕的评估,存在哪些不良因素。特别是那些曾有异常孕产史,如自然流产、死胎、胎儿发育畸形或新生儿不明原因死亡的女性,怀孕前,更应到医院遗传优生门诊进行咨询。

功能。

孕期由于体内激素水平发生改变,准妈妈阴道内的分泌物会较前增多,阴道内环境也会发生微妙的变化。不分原因地乱洗,会破坏阴道内的酸碱平衡,导致菌群失调,继发细菌与真菌感染,不仅不利于阴道健康,反而会诱发妇科炎症,甚至增加流产和早产的概率。孕期应避免乱用妇科洗液清洗外阴,更不能随意灌洗阴道,如果没有不适现象,用温热的清水洗外阴就可以了。如果出现阴道瘙痒等症状,应及时到医院就诊,以免危害胎儿。

 ## 男性预防不育的方法

虽然男性不育症原因复杂,种类繁多,但有一些男性不育症是可以预防和避免的。在中国传统的观念当中,不能生育是一件很对不起先人的事情,虽然现在这种观念有了改变,但是不育症对于男性来说仍然是一个沉重的思想包袱。如果坚持良好的生活习惯,有一些男性不育症是完全可以预防和避免的。

第一,要按时接种疫苗,养成良好的个人卫生习惯,以预防各种危害男性生育能力的传染病,如流行性腮腺炎、性传播疾病等。

第二,要从青春期开始做好性教育和卫生教育工作,掌握一定的性知识,了解男性生理特征和保健知识,如果发现有不同于平时的变化如:肿大、变硬、凹凸不平、疼痛等,一定要及时诊治。

第三,要加强自我保护意识,尤其应做好职业防护。如果你经常接触放射性生物质、高温及有毒物质,一定要严格按照操作规定和防护章程作业,千万不要疏忽大意。如果近期想要孩子,最好能够脱离此类工作,半年后再生育。

第四,要注意对生殖器官的保护。生殖器是一个很娇嫩的器官,它的最佳工作温度要比人的体温低1℃左右,如果温度高,就会影响精子的产生,所以任何能够使温度升高的因素都要避免,如:长时间骑自行车,泡热水澡,穿牛仔裤等。

第五,改变不良的习惯,戒烟戒酒;不要吃过于油腻的东西,否则会影响你的性欲。

另外,还要注意避免接触生活当中的有毒物质,如,从干洗店拿回来的衣服要放置几天再穿,因为干洗剂会影响男性的性功能。

第六,应做好婚前检查工作。通过体检,早期发现异常,可以避免婚后的痛苦。结婚以后要经常和你的妻子交流性生活中所遇到的问题,互相配合、互相谅解,这样很多精神性早泄就可以避免。

第七,在夫妻生活中,要互相配合、互相谅解,否则容易发生射精异常等性功能障碍。

>> **专家叮咛**

男性育前保健,关键在两点:

(1)培养良好的生活习惯。

(2)避免接触有毒物质。吸毒者应戒毒,吸烟者应戒烟,嗜酒者应戒酒。酒对精子的损害,早为人们所熟悉,香烟中含有多种有害物质也会杀伤精子。国外从事优生优育的专家建议:在使妻子怀孕之前,要戒除烟酒,至少应在受孕前3个月就停止喝酒和放下手中的香烟;工作环境中存在有毒物质,应该积极防范、保护,条件允许者可以在育前期间,暂时调换工作。

第六章

孕前禁忌

作为准爸爸、准妈妈，难免缺乏孕育小宝宝的经验，其中的禁忌难免会有疏漏，为了能孕育出一个健康、可爱的宝宝，本章特此列出孕前各种禁忌，让我们一起来看看吧。

怀孕前忌接受 X 射线检查

妇女在怀孕前一段时间内，不要接受 X 射线照射。如果在怀孕前 4 周内接受 X 射线照射，很可能会发生问题。医用 X 射线的照射虽然辐射量很低，但它却能杀伤人体内的生殖细胞。因此，为避免 X 射线对下一代的影响，接受 X 射线透视的妇女，尤其是腹部透视者。调查表明，在 1000 个儿童中，发现有三色色盲的不少，因为他们的母亲腹部都曾接受过 X 射线照射。因此，妇女平时应尽量减少 X 射线的照射机会，怀孕前 4 周内必须禁止照射 X 射线。

婚后不宜很快怀孕

现在，我国正值生育高峰，结婚的青年很多。这些青年结婚后，不采取避孕措施就要了小孩。其实，这样做是弊大于利。有很多人认为，婚姻是爱情的坟墓，这是指婚后的生活不再像恋爱期间丰富多彩，充满诗情画意。特别是有些妇女一怀孕，家庭琐事多起来，生活也就由此变得平淡无味了。如果婚后不马上要小孩，可以使夫妇双方进一步增进了解，培养感情，让婚前的恋爱情感延续，这对双方感情的培养是极为重要的。

新婚夫妇虽说结婚时买了许多家具、电器、衣服等，可在经济上大都仍然很拮据，父母经济条件不好的就更困难了。加之刚成家，自我管理较差，缺这少那是家常便饭,如果没有小孩,这点事情都好对付。特别是可以利用这段时间,双方共同努力,积蓄一笔钱,对稳定家庭和小宝宝的健康成长都将有较好的保障。

新婚夫妇,风华正茂,如果婚后马上要小孩,沉重的经济、家庭负担会使他(她)们身心劳累,于事业无益。如果不立即要小孩,可以利用这段时间潜心研究,努力学习,事业上更会有所成就。

孕前不可饮酒

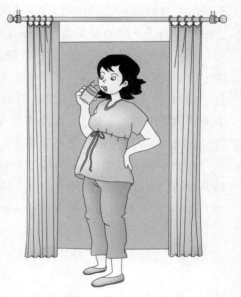

嗜酒会影响后代,古今中外均有记述。酒的成分主要是乙醇。当乙醇进入人体血液,运送全身以后,少量从汗、尿及呼吸出的气体中以原来的形式排出体外,其余大部分由肝脏代谢。肝脏首先把乙醇转化为乙醛,进而变成醋醛被利用,但这种转化功能是有限的。所以,随着饮酒量的增加,血液中的乙醇浓度也随之增高,对身体的损害作用也相应增大。当乙醇在体内达到一定浓度时,对大脑、心脏、肝脏、生殖系统都会产生危害。

乙醇可使生殖细胞受到损害,使受精卵不健全。酒后受孕,可造成胎儿发育迟缓。出生后智力低下。研究表明,乙醇在人体内储存时间较长,加之受乙醇侵害的卵子很难迅速恢复健康,所以,一般来说,最好在受孕前一周停止饮酒。即使孕前一周内适量饮酒,也会影响胎儿生长,使新生儿体重减轻。据有关人员对 144 名孕妇观察,发现在怀孕前一周内,每日少量饮酒,娩出的婴儿体重平均少于 2250 克,尤其对男婴影响更大。常年饮酒的妇女,如果能在受孕前半年不饮酒会更好些。应该提出的是,男性多饮酒可使 70% 的精子发育不良或游动能力差,导致不育,也会使胎儿发育不良。

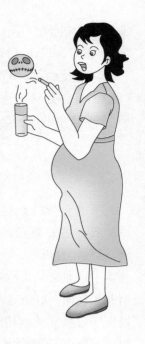

怀孕前要戒烟

有吸烟嗜好的妇女,在准备怀孕时要戒烟。专家认为,对妇女怀孕影响最大的首推香烟。香烟中的尼古丁有致血管收缩的作用。妇女子宫血管和胎盘血管收缩,不利于合子着床。

吸烟与不孕症关系极大。香烟在燃烧过程中所产生的苯并芘有致细胞突变的作用,对生殖细胞有损害。卵子和精子在遗传因子方面的突变会导致胎儿畸形和智力低下。

专家研究表明,妇女在怀孕 20 周以前,减少吸烟支数或停止吸烟,所生的婴儿出生重量可接近于非吸烟妇女所生婴儿,但仍有先天性异常的危险,这是由于在怀孕早期阶段甚至怀孕前所引起的。因此,在准备怀孕时,夫妻双方都应提前停止吸烟,而且怀孕后更不应该吸烟。

妇女本身不吸烟,如果与吸烟人在一起,他人吸烟也会使妇女受到影响。妻子和吸烟的丈夫在一起,漂浮在空气中的焦油和尼古丁也会被妻子吸入。因此,在计划生孩子时,夫妇双方都应该提前戒烟,怀孕后再戒烟为时已晚。

孕前不要食用棉籽油

一些产棉区习惯食用棉籽油,这对于怀孕妇女。有些妇女长期不怀孕,可能与食用棉籽油有关。

黑棉籽油是一种粗制棉油,含有大量棉酚,为国家规定允许的 10 ～ 90 倍不等。妇女孕前长期食用棉籽油,其子宫内膜及内膜腺体逐渐萎缩,子宫变小。子宫内膜血液循环逐年下降,不利于孕卵着床,而造成不孕;即使孕卵已经着床,也会因营养物质缺乏,使已植入子宫内膜的胚胎或胎儿不能继续生长发育而死亡,出现死胎现象。

孕前孕期禁用的药物

有些药物对生殖系统的影响和伤害是极其巨大的,有很多药物具有损害生殖器官,干扰性腺,影响性功能,改变精液质量等毒副反应和作用。为了安全起见,计划受孕前,就应该注意所服用的药物对孕育的副作用,尤其是在妊娠期服用药物应该更谨慎,服药前应咨询医生,并注意有些药物应该禁忌。

怀孕时应该禁忌的药物有:可以抑制性腺功能的药物。肾上腺皮质激素对性腺功能的干扰作用是强大的,它可以抑制排卵与生精,导致女子闭经、男子生精障碍或阳痿的发生。一些临床常用药物,如西咪替丁(泰胃美)、雷尼替丁、安定(地西泮)、利血平、双氢克尿塞(氢氯噻嗪)等,都能通过增高血中泌乳素水平抑制性腺功能。

抗肿瘤药物。环磷酰胺(癌得星)、甲氨蝶呤会使睾丸的精曲小管萎缩、精子生成障碍,引起精子与精液缺乏症;白消安(马利兰)可促使男性睾丸萎缩和女性闭经;秋水仙碱则可以导致精子缺乏症。上述药物育龄妇女经常使用,会引起卵巢萎缩、卵母细胞或卵子缺乏,导致月经不调、闭经、提早绝经及不孕症的发生。另外,长期使用柳氮磺胺吡啶也会造成男子精液缺乏和精子减少症。

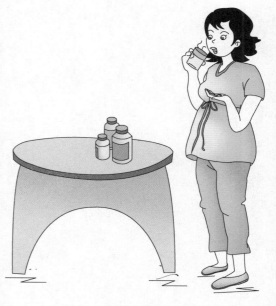

其他一些药物也应禁忌。如甲多巴、心得安(普萘洛尔)、丙咪嗪等,可降低性欲,导致阳痿等。还有许多药物可以导致精液质量降低,如阿司匹林(乙酰水杨酸)、消炎痛(吲哚美辛)、泼尼松龙、甲状腺粉等,可以抑制前列腺素的合成进而影响精液质量。消炎痛还有可能引起少精子或无精子症,泼尼松龙可致精液缺乏症,甲状腺粉会使女性停止排卵。

除了上面所列举的一些药物不能乱服外,还有一点要格外强调:补药也不可滥用。许多人盼子心切,为了早日怀孕和(或)生出强健的孩子,滥用各种营养补品、补药。其实,这样做会适得其反,因为正常人体内的激素是相互协调制约,进而达到平衡的。许多补品、补药有激素作用,进入人体后打乱了机体自身的平衡,引起激素和内分泌失调。滥用补药引起的后果还不止这些,如发生激素和内分泌失调后,进一步发展,就可能导致机体器官的损害和疾病的发生。例如,女性滥用补药导致雄激素大量增多,可引起多囊卵巢综合征等。

>> 妈咪宜知

　　手机的危害性,众说不一,但可以肯定,它就是一个无线电的发射、接收台,电磁辐射量很大。有些人为了减少它对大脑的辐射而使用耳机,这固然不错,但是把它挂在腰腹部附近,从优生的角度而言危害更大。同样,家用的无绳电话也是如此,长话短说较保险,能少用一些就少用一些吧!

幸福怀孕进行时

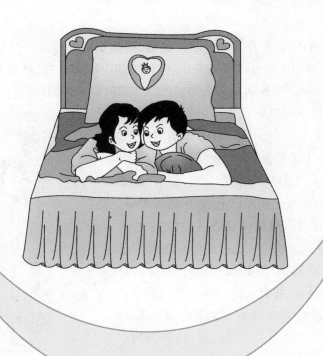

第一章

孕期日常生活指南

孕妇的生活习惯、身体健康与宝宝的健康发育紧密相关。养成良好的生活习惯,保持健康的心理状态等问题对宝宝的发育至关重要。本章孕期日常生活指南帮你养成良好的孕期生活习惯。

孕期的口腔护理

俗话说:"生一个孩子丢一颗牙。"的确,怀孕期是女性的一个特殊生理时期,由于女性内分泌和饮食习惯发生变化、体耗增加等原因,往往容易引起牙龈肿胀、牙龈出血、蛀牙等口腔疾病。那么如何做好孕期的口腔保健呢?

(1)重视怀孕期口腔卫生,掌握口腔保健的方法,坚持每日2次有效刷牙。有证据表明,如果能完全保持口腔卫生,牙龈炎症将很难产生。对于容易感染蛀牙的孕妇,可以适当用一些局部使用的氟化物,如氟化物漱口液、氟化物涂膜等。

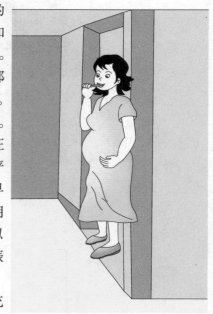

(2)做好定期口腔检查和适时的口腔治疗。孕期里,口腔疾病会发展较快,定期检查能保证早发现、早治疗,使病灶限于小范围。对于较严重的口腔疾病,应选择合适的时间治疗。妊娠早期(1~3月)治疗有可能引起流产。妊娠后期(7~9月)胎儿发育进入关键时期,许多药物以及麻醉不能使用。所以,合适的治疗时间是妊娠中期(4~6月)。

(3)增加营养摄入,保持营养平衡。除了充足的蛋白质外,维生素 A、维生素 D 和一些无机盐如钙、磷的摄入也十分重要。怀孕期间,增加摄入营养素,不仅可以起到保护母亲的作用,使肌体组织对损伤的修复能力增强,而且对胎儿的牙齿和颌骨的发育也有帮助。

(4)适当地增加使用不含蔗糖的口香糖清洁牙齿,如木糖醇口香糖。木糖醇是一种从白桦树或橡树中提取的甜味剂,不含蔗糖,因此不会引起蛀牙。这种口香糖具有促进唾液分泌、减轻口腔酸化、抑制细菌和清洁牙齿的作用。如果怀孕期间能在餐后和睡觉前咀嚼一片,每次咀嚼至少 5 分钟,对于牙齿和牙龈健康是很有帮助的。据芬兰科学家做的临床研究发现,坚持每天使用木糖醇含量占 50% 以上的木糖醇口香糖,可以使蛀牙的发生率减少 70% 左右。

因此,妊娠期只要注意保护,生孩子不仅不会"丢"牙齿,而且生出来的孩子,牙齿都会结实健康。

>> 妈咪课堂

为了你未来的孩子有一口好牙齿,怀孕的母亲首先要注意对自己的牙齿和全身的保健,这意味着:

(1)注意饮食平衡。

(2)每天刷牙并用牙线清洁牙缝,以去除牙菌斑。

(3)少吃甜食或淀粉类的零食,饭后要漱口。

(4)定期请牙医检查。

牙菌斑对孕妇口腔健康十分不利。菌斑中有大量细菌,可使你吃入的糖和淀粉转变成酸。这些酸会腐蚀牙齿表层的牙釉质,引起龋齿(蛀牙)。牙菌斑还能引起牙周病或牙龈疾病。而注意饮食平衡,每日刷牙和用牙线洁齿,这些方法都可以减少牙齿上的菌斑,保持你口腔的健康。

 孕妇站坐讲姿势

怀孕后,孕妇的肚子增大膨隆,重心前移,身体各部位受力方向也发生变化,其坐、立、行等均与怀孕前不同,活动受到限制。为了保证孕妇能健康、顺利地完成妊娠,避免出现意外,必须保持正确的活动姿势。

孕妇平常站立时,应保持两腿平行,两脚稍微分开,把重心放在脚心处,这样不容易疲劳。

如果长时间站立,可采取"稍息"的姿势,一腿置前,一腿在后,重心放在后腿上,前腿休息;过一段时间,前后腿交换一下,或者重心移向前腿。当由坐位、蹲位起立时,要注意动作缓慢。

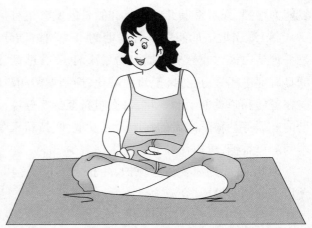

当由立位改为坐位时,孕妇要先用手在大腿或扶手上支撑一下,再慢慢地坐下。如果是坐椅子时,要深深地坐在椅子上,后背笔直地靠在椅背上。可以先慢慢坐在靠边部位,然后再向后移动,直至坐稳为止。但不可以坐在椅子的边上,否则容易滑落,如果是不稳当的椅子,还有跌倒的危险。另外,坐有靠背的椅子时,髋关节和膝关节要呈直角,大腿宜与地平线保持平行。

当由坐位站起时,要用手先扶在大腿上,再慢慢站起。

由于孕妇腹部前凸,重心不稳又影响视线,很容易摔倒,故在行走时,要特别注意。行走时正确的姿势是抬头,伸直脖子,下颌抵住胸部,挺直后背,绷紧臀部,好像把肚子抬起来似的保持全身平衡地行走。行走过程中,要看清路面,等前一只脚踩实了之后,再迈另一只脚,以防摔倒。

当从地面拾起东西时,不要直接弯腰,那样会压迫腹部,对胎儿不好。正确的姿势应该是先屈膝,然后落腰下蹲,将东西捡起放在膝上,再起立将东西拾起。放东西也是一样,先屈膝,然后落腰下蹲,放下东西后,双手扶腿慢慢起立。

🕐 孕妇睡姿有讲究

一般人的睡觉姿势,可以随意采用侧卧或仰卧,都无问题,但是,孕妇到了妊娠中后期,则以侧卧为好,仰卧对大人和胎儿都没有好处。

妇女怀孕以后,子宫由孕前的 40 克左右增大到妊娠后期 1200 克左右,再加上羊水、胎儿的重量,可达到 6000 克,子宫的血流量也相应增加。如果经常仰卧,子宫后方的腹主动脉将受到压迫,影响子宫的供血以及胎儿的营养。同时,可能影响肾脏的血液供应,血流减慢,使尿量也随之减少。孕妇身体内的钠盐和新陈代谢产生的有毒物质,不能及时排出,可引致妊娠中毒症,出现血压升高,下肢和外阴浮肿现象;仰卧子宫也可压迫输尿管,使排尿不畅,容易发生肾盂肾炎等病;孕妇仰卧睡觉,还可能压迫子宫后方的下腔静脉,使回流心脏血液减少,影响大脑的血液和氧气供应,孕妇会出现头昏、胸闷、面色苍白、恶心呕吐等情形。

>> 妈咪课堂

妊娠6个月以后就应采取侧卧位睡觉的姿势,无论左侧卧或右侧卧睡。其实,在睡眠过程中,不可能经常固定一个姿势,到一定时候自然就会改变体位,但只要不采用仰卧或俯卧睡,就不会影响健康了。

孕妇洗澡须知

洗澡的方式最好采用淋浴

盆浴时,孕妇的全身都浸泡在水中,水中的不清洁物或有害的细菌可能进入阴道而引起感染,甚至炎症波及子宫颈和子宫腔,同时,如果澡盆清洗消毒不彻底,很容易发生传染病,如滴虫性阴道炎、霉菌性阴道炎等。

>> 爱心贴士

妊娠时,因为汗水等分泌物多,要经常洗澡。

洗澡的水温不宜过高

水温如果过高,孕妇全身皮肤、肌肉血管就会扩张,可引起子宫胎盘血流量短时间减少,造成胎儿缺氧。当满身疲劳时,在放满热水的浴缸中悠闲地泡上半小时,真是又舒服干净又消除疲劳,但是对怀孕3个月的孕妇,可造成畸形儿或低能儿。

大量的动物实验和对人类的流行病调查证实,孕早期接受到物理性的有害因子,如过热的热水浴和高温作业等,都可使孕妇体内产热增加或散热不良而致高热。早期的胚胎生活在高温环境下极易受到伤害,高温会杀死那些分裂中的细胞,使该组织停止发育,特别是胎儿的中枢神经系统极易受到损伤,造成畸胎,严重者使胚胎夭折。

临床上不乏这样的病例:孕早期的妇女在闷热的澡堂中洗了 40 分钟的热水浴后,导致自发性流产。由于个体的差异和怀孕时间的早晚不同,胎儿受害的程度也有不同的差别。

正确的做法:水温要控制在 38℃ 以下,尤其不要洗盆浴,避免在浴缸中长时间浸泡腹部,而且洗澡时间最多不超过 20 分钟。

> **>> 专家叮咛**
>
> 在怀孕时期,可以适当游泳。游泳是一项非常好的锻炼方式,可持续到足月。游泳可以增加支撑体重的力量,并有助于放松你自己,还能提高你的耐力和柔韧性。游泳要动作轻且缓慢,时间不宜过长,水不能过冷,否则会造成肌肉痉挛。在水中,还可做一些身体的活动,借助于水的浮力,可改善你的一般适应情况。游泳时,应注意不要过度劳累,因为,水会使孕妇的皮肤降温,内部体温可能很高时,也感觉不到热。

孕妇忌养猫

由于猫是一种弓形虫的原生动物的终宿主,养猫的妇女极易受其影响而染上弓浆虫病,这种动物虽然只由一个细胞构成,但其可通过胎盘侵染胎儿,这就使得孕妇必须对猫敬而远之。

弓浆虫,又称为弓形虫、弓形体,属原生动物门、孢子虫纲、球虫目艾美尔科,是引起人畜共患的寄生虫病的病因。胎儿受弓浆虫的先天感染,可导致孕妇流产、死产及婴儿弓浆虫病。据国外新近报道,在美国,每年大约出生 3000 名先天性弓浆虫病患儿,而在其他的一些西方国家,每千名活产婴儿中也有 1～7 名患有弓浆虫病。

有医学专家指出,总体而言,怀孕期得病,四成受感染的孕妇会传染给胎儿,这其中又有四成左右的胎儿会形成先天性弓浆虫病,大部分受感染的胎儿没有症状,但却埋下了隐患,因为,其中很大一部分可能会在成年后二三十岁时发病,出现学习无力、视力不足、失明及智力不足、癫痫,甚至死亡。

如果孕妇在怀孕早期或中期感染,则 10% 的胎儿会发生严重的先天性弓浆虫病,临床主要表现为水脑症、脑内钙化、脉络膜炎等。

对孕妇而言,最重要的是远离弓浆虫,以免遭其侵袭。这主要应从以下几条着手:消灭病猫,少与猫接触;搞好环境卫生,特别是水、粪管理,防止猫粪污染水源、食物和饲料;遵守个人卫生和食物卫生,不吃生的或不熟的肉和生乳、生蛋等;饭前便后要洗手。

此外,由于妊娠初期感染本病多引发胎儿严重畸形,故应进行人工流产;药物治疗仅适用于怀孕 4～5 个月以后的孕妇。但不管属于何种情况,使用何种药物,都要在医生的指导下进行。

准妈妈为什么会腰酸腿疼

大腹便便的准妈妈,经常抱怨腰酸腿痛,好像全身每个零件都出了问题,真是身体有了病吗?

其实,这都是妊娠期常见的症状,称为妊娠期骨—肌肉—关节综合征,其常见的症状及原因主要有如下几种:

全身酸疼

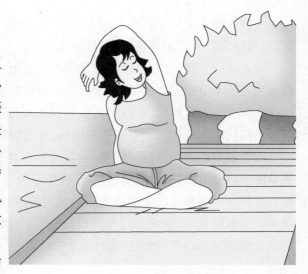

正常人体立正时,由于各组肌肉及韧带彼此调和,身体重心前后左右维持平衡。而在妊娠期,由于子宫逐渐扩大,腹部膨胀隆起,身体重心前移,为了维持身体前后平衡,各有关的肌肉、韧带势必加重负荷及张力。因此,肌肉的动作则由自然性转变为有意识性,经常处于这种张力状态下,有的孕妇很容易感到疲乏,从而产生肌肉酸痛。

因此,妇女在怀孕期,应该认识到生理的变化,适当活动是应该的,但也要多休息,尽量少做或避免做重体力劳动。

手部疼痛

妊娠期,有的妇女有拇、食、中指指端感觉异常或手指疼痛,疼痛又以夜间为甚,有时还会向肘、肩部放射,可单侧,也可双侧。这些症状在医学上称腕管综合征,主要是因为妊娠期生理性水钠潴留引起手腕腕管部局部水肿,压迫神经所致。它一般在妊娠晚期症状开始减轻,分娩后多可自愈。

>> **专家叮咛**

孕早期,准妈妈会感觉四肢无力,恹恹欲睡。这是因为怀孕后基础代谢增强,使身体内分泌系统产生了变化,所以热量消耗快、血糖不足导致的。要缓解这种症状,仍需坚持少食多餐的原则,把血糖维持在一定的浓度。还可以为自己适当安排些活动,例如散散步、做做简单的家务等。但一定要注意安全,稍重的事务,还是要交由家人代劳。实在疲倦了,可以去小睡片刻。

腰部疼痛

腰部疼痛多发生在妊娠末期3个月,主要由两种疾病引起,一为骨盆疼痛综合征,二为致密性骶髂关节炎,而不是什么肾亏。

前者孕妇感到钝痛,疼痛自骨盆部位向大腿、腹股沟、子宫等部位放射。患者自感胎儿已十分靠近盆腔下部,分娩好似迫在眉睫,但并非临产时连续宫缩引起的规律性阵痛。究其原因,多数学者认为是由于妊娠期盆腔脏器解剖位置的改变以及与局部代谢障碍所致。对其疼痛症状,可对症治疗,也可不经任何治疗而愈。

后者使孕妇感到腰骶部疼痛,有时可向下放射至两侧臀部和大腿。其原因主要是由于内分泌作用,肌腱韧带松弛,使骶髂关节松动,失去稳定。因此,骶髂关节经常受到异常刺激或损伤而致本病。也有学者认为,妊娠期骶髂关节负荷增大致使局部缺血而发生,分娩后行 X 射线检查可见骨密质的改变。本病有自愈性,症状明显者宜用局部热敷理疗、卧床休息 2 ~ 4 周。

臀部及小腿痛

孕妇妊娠期有的感到臀部、小腿外侧疼痛,有时可牵涉下背部,其疼痛通常呈渐进式发展,这就是坐骨神经痛。它的主要原因是妊娠期间,受卵巢松弛激素的影响,使腰椎附近韧带较正常时松弛,另外,由于脊椎过度前凸,使椎间盘受到异常挤压。在以上两因素的作用下,使椎间盘膨出,挤压神经根而致坐骨神经疼痛。一般情况下,分娩后期随着脊椎及韧带张力的恢复,症状会自然消失。出现此症状后,患者宜卧硬板床休息。

骨—肌肉—关节综合征

妊娠期骨—肌肉—关节综合征在孕妇中较常见。一旦症状出现,不少孕妇极为惊慌、忧虑,这种心情对腹中小宝宝的发育是不利的。因此,孕妇只要在怀孕前无任何骨、肌肉及关节器质性病变,就算出现上述症状,亦不必过于担心,因为这些症状很大程度上是由于妊娠引起的身体生理变化所致。一旦分娩,大多可自愈。但对于症状较严重的孕妇,在考虑到治疗不影响胎儿的健康及保证妊娠顺利进行的前提下,适当对症治疗,以缓解症状,待分娩后到骨科彻底治疗,一般都可治愈。

>> **妈咪课堂**

妊娠体操锻炼:

(1)上身垂直站立,一个膝盖跪地取得平衡。

(2)两膝着地,脊背伸直,注意身体不要倾斜。

(3)放松身体,慢慢变成横坐。

准妈妈要重视脚的保健

怀孕后负担最重的是心脏。由于子宫的增大提高了横膈,90%的孕妇有功能性的心脏杂音,平均每分钟增加 10～15 次心跳,心搏出量也增加 25%～50%。

被称为人体第二心脏的脚,在怀孕后的负担也不轻。首先要支持增加的体重 10～14.5 千克,脊椎前弯、重心改变,怀孕末期,由于松弛素的分泌,颈、肩、腰、背常常酸痛,脚更不堪重负,足底痛时有发生。

怀孕 3 个月后,要穿宽松、舒适的鞋,前后留有 1 厘米余地。鞋底防滑、鞋后跟以 2 厘米为好。孕妇的脚容易浮肿,最好选择柔软天然材质的软皮或布鞋,可有效减少脚的疲劳。合成革或不透气的劣质运动鞋,沉重且不透气,会使浮肿加重。

每日温热水足浴,还能让生完小宝宝的妈咪迅速恢复步态优雅的风姿。

孕期性生活要节制

怀孕后,性生活对胎儿有没有影响,是双方都很关心的问题。民间的规矩也较多,相当多的人主张禁欲,怕伤胎,怕动胎气,影响胎儿健康成长;也有人主张怀孕后可摆脱求子的精神负担,此刻正是单纯享受性愉悦的好时机;而更多的人主张,怀孕期根据不同时期可以有节制地进行性生活,这对谐调感情和胎儿均有好处。

许多夫妇在怀孕之后,性生活常常陷入困顿与不和谐的境地。妻子性欲下降,对性生活不感兴趣,或害怕性生活损害胎儿,因而时常拒绝丈夫的性要求;丈夫则感到性压抑、困顿烦躁,甚而夫妻之间经常发生摩擦、口角。其实,只要充分了解女方怀孕阶段的生理特点,夫妻间加强相互理解、相互爱护,就能正确处理好这一尴尬的问题。

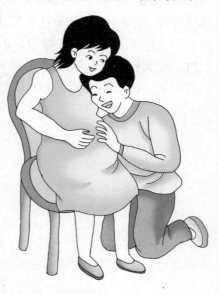

在孕早期,妊娠 12 周以前,胚胎和胎盘正处在形成时期,胚胎着床尚不稳定,如果此时有性活动的刺激,容易发生子宫收缩,加上精液中含有前列腺素,更容易对产道造成刺激,使子宫发生强烈收缩,从而导致流产;或者在性生活中,易将阴道内的细菌带进子宫而发生感染,造成妊娠中晚期发生早产及胎膜早剥的隐患,这些无论从优生的角度,还是对孕妇本身都是很不利的。

> 特别是有习惯性流产史者,在妊娠前 3 个月更是绝对禁忌性活动,以免再次惊动胎儿,触发流产。

然而,孕早期对性生活也不是绝对禁忌的,偶尔为之也不必担心。只要没有流产史,女方身体一向素质较好,可以尝试过几次性生活。方式应采取和风细雨式,切忌粗暴激烈,急风暴雨;要避免插入过深,切勿对子宫和宫颈进行强烈的冲撞。动作应柔和,动停结合,以阴道外 1/3 为主。最好使用避孕套,以免前列腺素刺激产道。翌日观察女方的反应,如妻子无任何不适,也应该尽量减少或避免性生活。作为丈夫应理智地控制自己的性需求,不可恣意妄为。

在孕中期(妊娠 13 ~ 27 周末),由于胎盘全部形成,胎儿处于相对稳定时期,所以恢复正常性生活是完全可以的。

健康的性活动可以使人充满活力,可以增加人体细胞的吸氧量,刺激人体各器官和组织机能,还能减轻压力,有助于消化。在性活动中,特别能使盆腔血液循环得到改善,强化阴道和会阴部的肌肉,使之更富于弹性,更有力,为消耗体力的分娩工程预作准备,使胎儿在娩出时,能更加顺利通过产道,同时也有助于产后复原。

所以,对妊娠中期的性生活,夫妻双方都不应轻易放弃。只是要求性生活的方式不要过于激动和剧烈罢了。虽然此期对房事不是绝对禁忌,但也要节制。

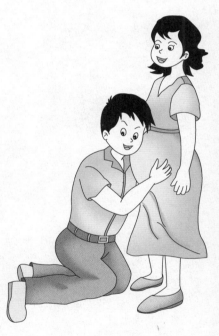

>> 专家叮咛

　　妊娠中期的性活动,可以使夫妻双方精神和身体得到放松,保持夫妇间亲密的关系;同时,还有一个鲜为人知的功用,可以保持身材,为分娩锻炼骨盆肌肉。

孕晚期(妊娠 28 周至出生)阴道和子宫的黏膜变得柔软,并因充血而容易被伤害。在怀孕最后三个月,性交时,由于精液中的前列腺素具有引产作用,使宫颈变得柔软,使催产素变得更敏感,从而容易引起早产。此外,容易引起子宫出血或产褥热。一项调查表明,在产褥期发生感染的妇女中,有 50% 在妊娠末期有过性生活。尤其在妊娠晚期,因性交引起胎膜早破率增加的事实,已为医学界所肯定。而且,易引起羊膜炎,严重的还可发生胎儿宫内感染。所以,在这一时期,尤其是在妊娠 33 周以后,要禁止性交,可避免发生一些不必要的痛苦。

为释放性能量,减少性压抑,可采用其他多种做爱法。性交不是性爱的全部内容,温情的拥抱、接吻、抚慰也是性生活的重要形式。

>> **专家叮咛**

如果孕妇系高危妊娠(有自发性流产、早产、死胎史,并有妊娠合并症的孕妇,如合并心脏病、高血压、糖尿病、肾病等),也应注重保胎,严格禁止过性生活。

在整个妊娠期,丈夫要坚持节制性生活,对妻子要充满真诚的爱心,把自己对性的兴趣转移到为小宝宝出生做准备或其他的活动方面。妻子则对丈夫也要经常表示温顺的爱,不要把爱心全部放在未出世的宝宝身上而忽略了对丈夫的感情。因为,夫妻感情毕竟和对孩子的爱是不能也不应该对立的。

第二章

十月怀胎历程

孕育是一场"大工程",它会消耗女性很大的体力和精力,母体和胎儿在不同的时期也会发生不同的变化,不同的时期所要注意的问题也有所不同,因此,准妈妈应针对每个时期的变化,做出相应的对策。

 1 月胎儿与母体情况

胚胎情况

卵子在输卵管壶腹部受精,由于输卵管中纤毛及肌肉的运动,使受精卵渐渐向子宫方向移动,在受精后 4 ~ 5 天到达子宫腔,然后在子宫腔内停留3 ~ 4天。这时,受精卵分泌的分解蛋白质的酶,破坏了子宫内膜,在内膜表面造成一个缺口,并逐渐向里层侵蚀。

> **>> 妈咪课堂**
>
> 当受精卵进入子宫内膜之后,子宫内膜上的缺口迅速修复,把受精卵包围在子宫内膜之中,这时,受精卵便着床了。这发生在受精后的第 7 ~ 8 天。

此时的胚称囊胚。囊胚植入后,迅速发育。到第一月末时,胚胎约长 5 毫米,是一个椭圆的小物体,腹部隆起,其中便是心脏原基。它虽不具有心脏的形状,但它已有活力,在不像人形的"身体"中轻轻地跳动。

母体情况

受孕两周之内,一般孕妇没有什么明显变化。妊娠有四个早期征兆:

(1)月经过期。如果月经一向很规律,近期有过性生活,在应来潮时期没来月经,这时应想到可能是怀孕了。

（2）小便频繁。妊娠后，生殖器充血压迫膀胱，可引起小便次数加多。

（3）乳房变化。在妊娠第一月末，乳房可有胀感和轻微疼痛。

（4）早孕反应。常见的恶心、呕吐、食欲不好、疲乏、嗜睡等。

第一次做妈妈，心里肯定有说不尽的激动，但是，还会有担心挂在心头，担心宝宝是否健康，担心自己是不是可以做个称职的妈妈，但是，这个时候应该尽量地抹掉这些担心，做个积极向上的妈妈。

> **>> 妈妈宜知**
>
> 早孕期，乳房会产生胀痛。这是因为怀孕后，由于体内的雌激素水平上升，导致乳房胀大。乳房的这种改变，为今后乳汁的分泌储存了能量，所以对于其带来的不适，准妈妈完全可以坦然面对；而且，这种现象只是暂时的，随着身体激素水平的渐趋稳定，症状也会逐渐消失。

写好妊娠日记

在十月怀胎中，难免出现这样那样的不适，孕妇及其家属应注意记录妊娠期发生的事情，加强孕妇和医生的合作，为医生诊断提供依据，妊娠日记包括以下内容，并将主要内容填在"记录表"中。

（1）末次月经日期：这一日期可以帮助医生计算预产期，并依此判断胎儿生长发育状况。

（2）早孕反应：记录早孕反应开始的日期及发生的程度。

（3）第一次胎动日期：胎动大多开始发生于妊娠18～20周。胎动日期可帮助计算预产期和判断胎儿的发育状况。

（4）阴道流血：妊娠期发现阴道流血，大多是先兆流产，也可以是异位妊娠等原因。孕妇应记录血色、血量及有无其他组织排出。

（5）妊娠期所患疾病：妊娠期如发生疾病，要记录发生的时间、症状、诊断和治疗方法。如发热，应记录体温。

（6）妊娠期用药：在妊娠期内，应尽量少用药。如果服用药物，要记录药名、服用剂量、服用时间。

（7）接受放射线等情况：各种放射线均对胎儿不利。如果妊娠期做过 X 射线检查或接触其他放射物质，应记录照射部位、时间。

（8）胎动计数：孕妇要在出现胎动以后，记录每日胎动的次数。

（9）性交：在妊娠期的早期和晚期是禁止性交的。在中期性交次数也不要过频，每次性交后应在表中记录。

（10）体重：孕妇要注意自己的体重变化，并在表中记录。

（11）检查情况：每次产前检查后，可记录检查情况和日期、记录血压、尿蛋白、血红蛋白检查结果。要记录有无水肿，并记录宫底高度。

（12）其他情况：还要记录妊娠期生活，工作上、精神心理上的重大变化。

 ## 2 月胎儿与母体情况

胚胎情况

到妊娠第 2 个月末时，胚胎已与胚外组织分开，胚已初具人形，先出现两条腿。头大，脸出现轮廓，可分辨出眼、耳、口、鼻。骨组织开始骨化。胚胎体重 2 克，身长 2～3 厘米，头体各占一半。

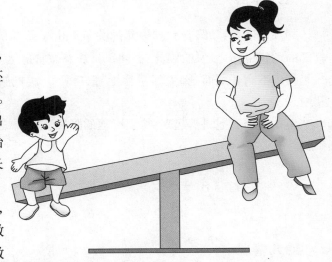

在受孕后 30 天左右时，胚胎对各种致畸因素最为敏感。到第 55～60 天以后，敏感性下降，因此这一时期要特别警惕避免接触致畸因素。

母体情况

到妊娠 2 个月末时，已停经 2 个月，此时除妊娠反应明显外，应确诊妊娠。

进行妇科检查时，可发现子宫颈着色发蓝、变软，子宫体增大，柔软。

做妊娠试验，尿妊娠试验阳性，或血绒毛膜促性腺激素（HCC）升高。做超声波扫描，可显示胎囊影像。孕 8 周时，子宫如拳大小，柔软。

>> 爱心贴士

　　裤子宜选择腰部有系带的,这样松紧可自由调节,裤带不能束得过紧,以免增大的子宫不能上升而前凸,造成悬垂腹,导致胎位不正、难产。过紧的裤子会紧紧地束缚腰部及腿部,影响下肢血液循环,有碍子宫胎盘的血液循环,影响胎儿的正常发育。内裤和袜子也不能穿太紧的,以免影响下肢血液循环,使下肢静脉压更加增高,导致静脉曲张。

妊娠体操

　　脚部运动:活动踝骨和脚尖儿的关节。由于胎儿的发育,孕妇体重日益增加,脚部的负担也随之增加,因此,必须每日注意做脚部运动。

　　脚跟不离开地面,脚尖尽量往上翘,呼吸一次把脚放平。同样的动作要反复几遍。

　　坐在椅子上把腿搭起来,将上面腿的脚尖和脚踝慢慢地上下活动,然后换另一条腿。

🌙 3 月胎儿与母体情况

胎儿情况

　　3 个月的胎儿身长 7～9 厘米,重 20 克,外生殖器已生长,四肢已能活动,但动作很弱。

　　头很大,躯干和腿部增长,手指甲与脚趾甲已长出,眼睑、声带、鼻子已明显,胎儿脸更像人脸,双眼逐渐靠拢,不再在头的两侧。两条胳膊长得较快,已能分辨出前臂、肘与手指。

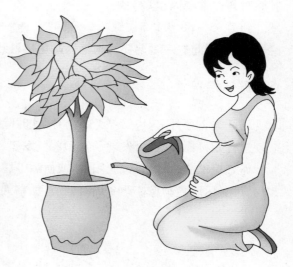

母体情况

子宫底已在耻骨联合上二三横指,通过妇科检查才能查出增大。腹部外形无明显变化。在妊娠 1 ~ 12 周,孕妇体重增加 2 ~ 3 千克。

妊娠体操

鼓胸运动:妊娠后,子宫变大,腹压增高,孕妇常感到呼吸困难,因此,每日做几次鼓胸运动是有好处的。

(1)坐位,身体松弛,把两手放在胸前。

(2)胸部向两侧扩展,慢慢地吸气,轻轻地吐出来。

妊娠第 3 个月时,孕妇大概已经习惯"害喜"所带来的不适,母亲的身体上没有太大的变化,大多数人也没有"作为母亲"的实质性感觉,此时,唯有用超声波才能看到胎儿的动态、状况等。然而,此时胎儿已实实在在地在母亲体内成长了,怀孕后仍继续工作的孕妇们,这时就必须一面克服早孕反应,一面创造良好的工作条件,如不要提重物、不要让自己受寒、不要匆忙赶车、不要过于疲劳,以使胎儿有个良好的生长环境,也使孕妇的妊娠反应减小到最低程度。

 # 4 月胎儿与母体情况

胎儿情况

4 个月的胎儿身长 10 ~ 17 厘米,体重约 120 克,皮肤颜色红润,光滑透明,可透过皮肤看到血管。

皮肤上有少量的细毛,即胎毛或毳毛。外生殖器可分性别。胎心搏动增强。胎儿在羊水中运动。胎盘形成良好,胎儿的营养来源主要依靠胎盘。

>> **妈咪宜知**

　　怀孕期间,乳房的重量增加,下围加大,胸罩太紧会压迫乳腺和乳头,使乳房血液循环发生障碍,影响乳房增大与日后哺乳,还会导致乳腺炎与乳头内陷;而太松乳房则会下垂,纤维组织被破坏,难以恢复。因此,准妈妈应及时更换合适的文胸,以能足够支持胸部而不会在背部留下压痕为尺度。胸罩应选择承托性好、不带钢托的类型,最好用肩带较宽棉质地的文胸。

母体情况

　　此时,子宫底在脐与耻骨联合之间,下腹部轻微隆起,用手可摸到增大的子宫。妊娠趋于稳定,妊娠反应消失。准妈妈食欲好,开始感到胎动。

胎动与胎动计数

　　妊娠4个月后,即可感觉到胎动。胎儿主要有两类动作,一是旋转运动,胎儿翻身,回转躯干。另一种是单纯的四肢运动,拳打脚踢。孕妇12小时,胎动总数随孕周而异,孕32周时最频繁,以后逐渐减少,特别是弱的胎动减少,强的胎动增多。

　　胎动是胎儿健康与否的信号,胎动次数减少、变弱,表明胎儿缺氧或出现其他情况。

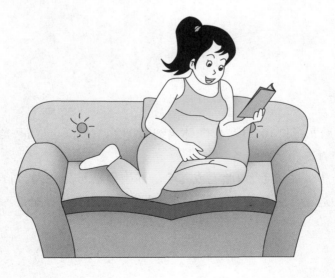

孕妇为了尽早接收胎儿发出的"危险信号",应坚持每日测胎动次数。测胎动次数的方法是:孕妇仰卧,将手轻放在腹部,动一次计一次数。

可在每日早、中、晚各测 1 次,1 次为 1 小时,然后将 3 次计数相加再乘 4,所得即 12 小时的胎动次数。如果做不到每日测 3 次,亦可选择晚上临睡前固定的 1 小时。

正常胎儿每小时胎动不少于 3 ~ 5 次,12 小时在 30 ~ 40 次以上,不少于 20 次。否则,应立即请医生检查。孕 28 周后,应每日记录胎动次数。

妊娠期气功

先将身体自我放松,特别是放松丹田。然后舌尖微抵上腭,精神内守,除去杂念,意守膻中(两乳头之中点)或丹田(脐下)或涌泉(足底前 1/3 凹陷处),直到人静。这样做可使周身舒服,消除疲劳。

 ## 5 月胎儿与母体情况

胎儿情况

5 个月的胎儿身长 18 ~ 27 厘米,体重 280 ~ 300 克,胎头约占身长的 1/3。皮肤呈暗红色,皮脂腺已发育,并且开始分泌。

脱落的上皮细胞与皮脂黏合而成为胎脂,覆盖在胎儿皮肤表面。胎儿开始有吞咽动作。

胎动活跃,羊水达 400 毫升。有明显胎动。胎儿心脏功能增强,用听诊器可以听到胎儿的心跳。

母体情况

孕妇下腹部膨隆,感觉下坠。时常有心慌、气短的感觉。有时便秘。此时宫底高度已平脐。

孕妇的服装款式要简洁宽松,易脱易穿,冬季保暖,夏季凉爽。孕妇衣着在舒适、简单、方便的前提下,应增加美感,使身心愉快。酷暑令孕妇难以忍受,应选用易穿易脱、易清洗、吸湿性能好的服装和布料,最好是纯棉服装。

>> 妈咪课堂

(1)内衣要柔软,吸湿性强,不穿化纤衣物,因化纤织物透气性差,影响皮肤散热,又容易引起皮肤瘙痒。且化纤织物分子细小,纤维宜堵塞乳腺导管,导致产后乳汁不足。

(2)孕妇不宜束胸,会影响呼吸,同时也压迫增大的乳房,影响乳腺发育,引起产后乳汁分泌不足。腹部受挤压,阻碍血液循环,影响胎儿发育,可造成胎位不正。

(3)孕妇身体重心前倾,不宜穿高跟鞋。鞋袜要舒适,不要过紧,否则会影响血液循环,引起或加重下肢水肿,下肢或外阴部静脉曲张。

自我估计胎儿的发育

随着妊娠月份的增加,子宫逐月增大,胎儿不断发育。根据子宫大小判断妊娠月份或估计胎儿大小,这具有一定的参考价值。

宫底高度是指耻骨联合上缘至子宫底最高点的距离,代表子宫长径。在脐水平测量的腹围代表子宫的横径及前后径。综合三个径线,能较准确地反映子宫大小,估计胎儿发育。一般自妊娠第 5 个月开始进行此项检查。

什么是胎动

胎动,就是胎儿在子宫活动中冲击子宫壁。通常在孕 18～20 周时,孕妇可感觉到胎动。胎动正常,表示胎盘功能良好,输送给胎儿的氧气充足,胎儿生长发育良好。一般来说,正常的明显的胎动一小时不少于 3～5 次,12 小时明显胎动在 30～40 次,最高可达 100 次。但胎儿个体间存在差异,有的胎儿更"活泼"一些。只要孕妇掌握了自己孩子胎动的规律,就能判断胎儿的活动是否正常。

胎动一般来说是有规律的,但也受一些因素的影响而发生变化。例如,妊娠月份不同,一天之中测定时间不同,胎动次数也就有差异;另外,羊水多少、孕妇情绪变化、使用药物等,都会使胎动发生一定的变化。在妊娠 28～38 周时,胎动最活跃。临近足月时,由于胎头下降到骨盆,胎动次数反而相对减少,这也是正常的。

如果孕妇发现胎动次数突然减少,甚至停止,一定要警惕。这可能预示胎儿健康出了问题,应立即到医院进行检查。如果 12 小时胎动少于 20 次,或 1 小时胎动小于 3 次,可能是由于胎儿缺氧所致。因此,孕妇如能及时发现胎儿不正常,尽快到医院诊治,可以使胎儿转危为安。如果没有发现胎动的变化,未及时抢救,那么从胎动消失到胎音消失至胎儿死亡,仅仅 12～48 小时。

胎动只能作为胎儿状况的一个信号,至于胎儿发育情况,还需经过多方面检查做出综合判断。

妊娠体操

盘腿坐运动:此运动可放松腰关节,伸展骨盆肌肉。

(1)盘腿坐,把两手交叉放在膝盖上。

(2)两手轻轻地向大腿根方向推。

(3)呼吸一次把手放回到膝盖上。每天早晚各做一次,持续2~3分钟,习惯以后,可延长到10分钟。

从侧坐到卧姿改变动作时,不要过急,不要给腹部带来震动。

从侧坐到躺下,要用胳膊支撑着,把头缓缓地放在枕头上。

右侧卧姿是饭后休息的好姿势。

妊娠期气功

(1)端正平坐,上身自然伸直,两手自然放膝上,眼微闭,口自然闭合,面部肌肉放松,舌尖抵上腭。

>> 爱心贴士

　轻轻地抚摸一下自己的肚子,你是否异常地激动?别担心任何外在的因素,跟你的宝宝说说话,让你的宝宝也能感觉到妈妈的爱与伟大。

(2)坐定以后,鼻吸口呼,呼吸深、长、匀、细,从鼻中吸入的气,想象气流入丹田,绕几圈后,又由口呼出。如此十余次。

(3)然后,脑子排除一切杂念,沿着部位默念"百会放松、印堂放松、人中放松、喉放松、双肩放松、胸部放松、腹部放松、臂部放松、大腿放松、小腿放松、涌泉放松",所念之处便放松,这样进入假睡眠状态。

(4)以上状态持续15分钟后,便开始收功。眼睛微闭,两手食指与中指并拢,轻轻敲打太阳穴50次,然后轻轻地、深长地从口把气呼出。练功即完毕。注意练功要宽衣,排大小便,不要在过饥过饱时练功。

6月胎儿与母体情况

胎儿情况

6个月的胎儿身长28～34厘米,体重600～800克,皮下脂肪开始发育,但皮肤有褶皱。此时,胎儿面目清楚,骨骼健全,经常改变位置。6个月的胎儿肌肉发育较快,体力增强,越来越频繁的胎动表现了他的活动能力。大脑继续复杂化,眉毛已长出,鼻子更挺起,脖子更长了。当胎儿睡觉时,两条胳膊弯曲抱在胸前,膝前提到腹部。

母体情况

孕妇体重增加。乳腺可分泌少量乳汁,子宫底有脐上一二横指处。

怎样听胎心音

未来的父亲应学会听胎心音,最简便的方法是用耳朵直接贴在孕妇腹壁上听取。在妊娠24周之前,胎心音多在脐与耻骨联合之间。24周之后,胎心随胎位而不同,可在孕妇脐的左下或右下方。听胎心不是一下就能掌握的,要学会分辨胎心音与肠鸣音、母体腹主动脉音和母体心音。胎心音是规律的,肠鸣音是不规律的;胎心跳动快,母体的心律慢。

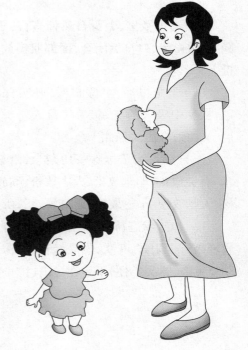

每次听胎心音必须至少1分钟,正常胎心率为每分钟140次左右。正常范围在每分钟120～160次。如果每分钟超过160次,表示胎儿轻度缺氧;如果每分钟少于120次,则显示胎儿重度缺氧;如果每分钟少于120次并伴有胎心跳动不规律,则情况更严重,应立即请医生诊治。胎心计数应该记录,孕28周后应每日记录。

怎样量子宫底高度

子宫底高度随孕周的增加而增加,可以比较准确地提示胎儿生长发育情况。过去用脐孔做标记测量宫底高度,比较简便,但脐孔与耻骨联合间的距离,因人而异,并不准确,因此,现多用软尺测量。

在测量前,孕妇应排空小便,平卧,两腿放平,腹壁放松。软尺一端放在耻骨联合上缘,一端紧贴腹壁皮肤。在孕20~24周,子宫底平均每周增长1厘米。到34周以后,增长较慢,平均每周增长0.8厘米。孕40周时,子宫底的平均高度为34厘米。

妊娠体操

孕期,要避免繁重的体力劳动,但也用不着做一点小事就担惊受怕,做一些适度的家务劳动,不仅可以活动身体,还能保持体力。但是,有一些孕妇因为身体上的原因不适合做家务:

(1)体态臃肿、灵活度不够者。

(2)医师告知有早产倾向、需要卧床休息者。

(3)有活动性出血或出现破水者。

(4)即使只做简单家务,也会诱发子宫收缩者。

(5)做家务时,出现呼吸急促(每分钟超过30次)、心跳加快(每分钟超过100次)者,表明这项活动对孕妇的心肺造成过度负荷,因而产生生理上的不适的症状。

总之,家务要做,人要勤动,但要劳逸结合,既适量又恰当。

> 肌肉持续紧张容易疲劳,松弛一两分钟,对孕妇十分有利。松弛法为头枕枕头,微侧卧,手臂弯曲,弯曲随意的膝盖下垫一个枕头。

7 月胎儿与母体情况

胎儿情况

7 个月的胎儿身长已达 30 ~ 35 厘米,体重 1200 克左右。胎儿皮下脂肪较少,看上去像老年人。全身皮肤上都有胎毛,头发眉毛已长出。指(趾)甲均未达到指(趾)尖。

男性胎儿的睾丸已下降到阴囊内,女性胎儿的阴唇已经发育。这个月胎儿的神经系统进一步完善,胎动变得更加协调,而且更多样了,不仅能手舞足蹈,而且会转身。他的眼皮睁开,但眼珠上还蒙着一层薄膜。

如果胎儿此时出生,能啼哭,能吞咽,但生活力弱,必须在良好的条件及特殊的护理下才能生存。

母体情况

孕妇腹部增大,脐上部也膨隆起来,下肢可出现静脉曲张,此期易发生妊娠高血压综合征。宫底高度在脐上三横指处。

妊娠体操

平时按摩和压迫酸痛的腰部可感到舒服。在分娩阵痛时,按摩腰部配合正确的呼吸有助于分娩。

按摩腹部进行鼓腹深呼吸,吸气时,手向上抚摸,边吐气边向下抚摸。拇指按压腰肌,吸气时放松,吐气时用力压,也可同样按摩脊背疼痛部位。

8 月胎儿与母体情况

胎儿情况

8 个月的胎儿身长约 40 厘米,体重 1500 ~ 1700 克。胎儿主要的器官已初步发育完毕,胃、肠、肾等的功能已达到出生后的水平。覆盖在皮肤上的细绒毛消失,被胎脂取代。眼球表面的薄膜被眼睛吸收。皮肤深红,脂肪稍增多,位置开始稳定,生活能力比 7 个月的胎儿强。如果出生,在适当的护理下可以存活。

母体情况

孕妇感到身体沉重,经常腰背及下肢酸痛,乳晕、脐部及外阴色素加深,在仰卧时感到不舒服。此时,宫底高度在脐与剑突之间。

>> 妈咪课堂

　　在怀孕期间,由于雌激素增多,从而使乳腺的导管增生,血量供应增加,脂肪沉积,乳房此时的体积和重量都增大。此时,睡觉时尽可能不要固定地侧向固定的一边,要均匀地两边侧睡,以免产后乳房变成一边大一边小。也可适当多按摩小侧的乳房。

 ## 9 月胎儿与母体情况

胎儿情况

9 个月的胎儿身长 45～46 厘米,体重约 2500 克,皮肤为玫瑰色,指(趾)甲已达指(趾)尖,能啼哭,也能吮吸。全身浑圆,脂肪增多,此时出生,存活率较高。

母体情况

孕妇感觉身体逐渐沉重,小便频繁,阴道分泌物增多,有轻微的子宫收缩,宫底高度在剑突下二横指。

妊娠体操

骨盆的振动运动:

(1)锻炼下腹部及产道的肌肉。早晨起床前与晚上睡觉前练习呼吸法。

(2)腰贴在床上,轻轻把肚子挺起,使背和床之间出现空间,再慢慢放下,然后放松休息。根据孕妇情况增加次数。

(3)膝盖着床,头下垂,脊背向上弓,支撑着上半身的重心。

(4)抬头把腰向前移动,身体重心也随之向前移,再逐渐恢复到仰卧位。

喘气似的短促呼吸,这种呼吸是配合分娩的。略微提气,用鼻子短促地反复呼吸五六次,然后慢慢地把气吐出来,嘴轻轻张开。

 ## 10 月胎儿与母体情况

胎儿情况

40 周的胎儿称为足月胎儿或成熟儿,胎儿已发育成熟,能够很好地脱离母体独立生活。

母体情况

初产妇 90% 以上在预产期前 2～6 周,胎头先露下降到骨盆入口平面以下,胸腹憋闷的症状得以缓解,食欲变好。子宫较宽,宫底降至脐与剑突之间。

> **>> 爱心贴士**
>
> 孕期,准妈妈的日常生活会发生很大的变化。你可能要暂时告别工作岗位,可能要改变以前随意的生活方式。不管怎么样,准妈妈都要在不影响自己和宝宝健康的情况下,努力调节好工作和生活。

第三章

孕期营养

在孕期,胚胎所需的营养是直接从母体中摄取的,母体的营养全面而又自然地影响着胚胎发育的质量。有些准妈妈认为,自己想吃什么就是宝宝想吃什么,这是片面的。因此,为了给胎儿补充好"全面营养",准妈妈必须加强营养的调配,让宝宝在体内健康快乐地成长。

孕妇补充营养的意义

1. 保证孕妇的身体健康

妇女怀孕后,身体的变化很大。从体重上来讲,孕妇的体重应比健康妇女的孕前体重增加 9~13.5 千克,包括孕妇本身的身体变化和胎儿的身体增长。这些变化显然都属于生理性变化,是正常的、不可缺少的。但要负担身体大量的消耗,需要有丰富的营养补充,才能保证孕妇体质不下降,才能为顺利分娩做好准备。

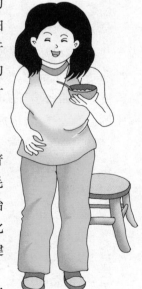

孕妇身体及生殖器官的变化大致有以下几个方面:

(1)胎盘的生长和发育。受精卵为了能在子宫壁内着床,部分长出微细的指状窦,称"绒膜绒毛"。这些绒膜绒毛继续发育变成胎盘,给胎儿提供营养、氧气并排泄废物。胎盘发育很快,在妊娠 3 个月内就发育成为一个很有效的"化工厂",不断地分泌雌激素和孕激素,以保证生殖器官的健康、胎儿的发育和为泌乳做准备。

(2)子宫增大。为了容纳日渐长大的胎儿、胎盘及其周围的羊水,子宫的内部容积必须增大。怀孕 3 个月后,子宫超出盆腔升入腹腔,可在下腹摸到;胎儿足月时,子宫容积要增大 1000 倍左右,子宫的重量从原来的 50 克,增至 1200 克左右,为最初的 24 倍左右。妊娠使子宫血管增粗,弹性增加,胎盘供血丰富,以供给胎儿足够的营养。

（3）阴道扩张。在妊娠早期,阴道组织也发生变化。阴道将更容易扩张,以备分娩,肌肉细胞增大,黏膜层增厚。由于增生及血运增加,阴道黏膜肥厚充血,阴道壁组织松软,伸展性加强,有时出现静脉曲张。

（4）乳房明显增大。乳房主要由千千万万个微小的乳腺及小输乳管组成,后者互相汇合,通往乳头。在妊娠头 3 个月中,大部分输乳管开始发育,乳房也迅速增大。在孕妇停经 2 ~ 4 周以后,就会发现乳房增大,触之有坚实感和痛感,静脉比平时更粗、更大、更多,分布在皮肤表面。

>> **专家叮咛**

　　继续保证营养的供给,多饮水,充分休息,及时小便。摄取足够的铁以支持血容量变化及血红细胞的发育。远离被动吸烟及药物、酒精。避免或减轻静脉曲张、孕吐和便秘。锻炼肌肤及控制体重增长,防止或减少妊娠纹产生。缓慢变换姿势,防止出现眩晕,特别是在刚起床时。清楚自己随时会感觉到胎动。如果阴道正常分泌物出现变化,应及时就医。没有医生许可,慎用任何药物。

（5）血液增加。血容量在妊娠期增加约 1.5 升。一般非怀孕妇女的循环血液为 5 升,孕妇可达 6.5 升。妇女从怀孕 10 周开始,血容量逐渐增加,在妊娠末期 3 个月期间,趋于平衡。子宫需要 25% 左右的额外血液量,乳房和其他重要器官,甚至齿龈等都需要增加血液供应。血液的液体部分（血浆）的增加比红细胞的增加在比例上要大得多,形成血浆稀释。

（6）心脏负担加重。由于体内更多的血液流动,心脏便要承担更多的工作量。到妊娠第 3 个月后,心脏增加的工作负荷量达 40%,心脏只好努力工作,以便适应附加的工作量。

（7）肺的负担增大。为了更好地向增加的血液提供氧气,肺也必须承担比以往更多的工作,加之胎儿生长对氧的需要,气体交换需求量的增加,孕妇的呼吸频率比正常人稍快,有时可能感到气急。

（8）肾的负担增大。肾的功能是负责过滤和净化血液的。由于血液增加了近 25% ~ 50%,因而,肾的任务也要增大。它必须比以前更多地清除诸如尿素和尿酸等体内废物。

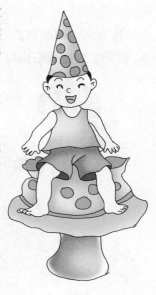

（9）牙齿需要补钙。孕妇在妊娠期分泌大量的妊娠激素，将使牙齿边缘变得松软，以致易受感染；牙齿也因缺钙而变差。防止牙齿、牙龈病变的最好办法就是吃富含钙质和各种维生素的饮食，并避免吃甜食。

此外，孕妇在关节、皮肤、指甲、头发方面也都会有不同程度的变化，也必须有相应的食物营养供给。

以上孕妇机体的变化，都需要大量的营养供给，才能保证其正常功能。否则，营养失调则供应不足，将会带来严重的不良后果。

2. 保证胎儿的正常生长发育

胎儿在母亲子宫内生长发育。胎儿到降生时，一般在3000克左右；不但这种生长需要丰富的营养，而且胎儿各器官的形成与发育，甚至身长、体重等都与怀孕期间母亲的营养供给密切相关。

孕妇营养供给不足，就会使胎儿发育不良。严重的还可引起早产、难产、死胎、畸形等不良后果。或者出现体重不足、智力低下等现象。营养不良的足月儿，除体重低外，脑神经数目少，中枢神经发育也受到影响：其中约有30%至学龄前，仍存在神经功能或智力不正常，表现为反应迟钝、记忆力差等。这方面已为大量临床研究所证实。美国著名营养学家戴维斯说："胎儿的健康与聪明，虽然和遗传有关，但遗传的影响绝对没有营养重要。"

根据胚胎学研究得知，人的神经系统首先在胚胎期发育。大脑皮质的发育主要在妊娠后期和出生后的第一年。所以，自胎龄10～38周至出生后一年，都是脑发育的关键时刻，而最重要的又是妊娠最后3个月至出生后6个月。这说明，孕期的营养是胎儿大脑发育不可忽视的因素，必须引起高度重视。

特别是妊娠后期，孕妇注意补充蛋白质食品是十分重要的，当然也应注意进食

>> 妈咪课堂

孕期体重要自我掌控。体质指数（Body Mass Index，BMI），是目前国际最常用来度量标准体型的指数，它利用身高和体重之间的比例去衡量一个人是否过瘦或过胖。公式为 BMI 指数＝体重（千克）/身高（米）^{2} 输入你的身高、体重后进行计算，可以算出孕前你的 BMI 值。BMI<18 者属于偏瘦型，BMI 值在18～24 为标准型，24 以上属于过重体型，BMI>27 时属于肥胖型。

脂类和糖类饮食。脂类是合成神经髓鞘的要素,葡萄糖是脑细胞的基质。在胎儿生长发育的关键时刻,如果糖类、脂类、蛋白质摄入不足,将减少脑细胞的分裂与增殖,造成永久性脑细胞数目的减少,影响智力的发展,这是后天不可弥补的。

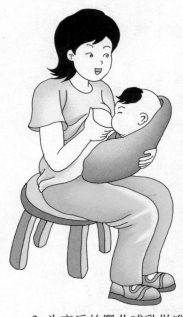

　　如果孕妇饮食中缺乏维生素,将使母腹中的胚胎发育受到影响。研究证实:缺乏维生素 E、维生素 B_1 会引起流产;缺乏叶酸会引起神经系统缺陷、心血管异常和骨骼畸形;缺乏维生素 A 可引起胎儿脑积水、无眼畸形、新生儿角膜软化;缺乏维生素 K 可引起新生儿出血性疾病。可见,孕妇饮食中维生素成分的重要。缺乏维生素的孕妇,会生下畸形儿。

　　如果孕妇饮食中缺乏矿物质,其后果也同样很糟糕。钙、磷、铁、碘、锌、铜等矿物质都是胎儿不可缺少的。如果孕妇缺钙,胎儿的身体发育以及脑发育都会受阻,出生的小儿体重不足或脑发育不健全。锌更是胎儿生长发育的"生命之花",它对促进生长、发育有一定的作用。孕妇缺铁就会造成胎儿缺血、缺氧,其后果不堪设想:生下畸形儿的可能性更大。

3. 为产后的婴儿哺乳做准备

　　以上是孕妇营养对胎儿生长发育的作用。孕妇摄取充分的营养,不单是对胎儿发育有益,而且还会对出生后的婴儿有非常重要的意义。

　　孕妇在怀孕期间,除了保证自身的需要和胎儿生长的需求外,还需要为产后婴儿的喂奶做好准备。我们知道,产妇在产后几个小时就有乳汁产生,并可喂养新生儿,新生儿也必须靠母乳而生存和生长。其实,母乳不是产后才生成的,而是在分娩以前,也就是从怀孕初期,就已经开始为将来哺乳新生儿做准备了。一般来说,孕妇在停经开始的 2~4 周,乳房就开始增大,乳腺变粗,甚至在妊娠早期,乳房还会产生一种乳汁分泌出来,称为"初乳"。这说明,准妈妈已经开始为新生儿准备乳汁了。

　　这也说明,孕妇在怀孕期间。其所需要的营养也包括了为产后下乳的成分。孕期饮食营养好,乳房得到充分营养,产后乳汁分泌就多,就可以保证新生儿全部用母乳进行喂养,这一点对婴儿的健康成长是十分有益的。

　　此外,孕妇的充足饮食,对顺利分娩和产后身体恢复关系也很大。身体健康,就有利于分娩,身体受损就小。

通过以上讲述,我们可以比较具体、形象地了解孕妇增加营养的意义。因而,孕妇在怀孕的 10 个月内,都应主动、有针对性地补充饮食营养,这对孕妇本身、胎儿的生长发育以及产后身体的恢复、婴儿的喂养以及分娩都有着重要的意义。

>> **妈妈宜知**

有关统计数据表明,孕妇重症产后抑郁症发病率大约 10%,而初产妇则更高可达 13% ~ 15%。一项新研究表明,孕妇吃鱼可以降低产前或产后忧郁。这是因为鱼肉内含有一种叫作脂肪酸的营养物。该物质在海洋鱼类(尤其是大麻哈鱼、金枪鱼、沙丁鱼和鲱鱼)中含量较丰富。服用鱼肝油也可以补充这种物质。研究人员在对 11721 名妇女的分析中发现,孕妇在妊娠末三个月,从海鱼中摄取的脂肪酸越多,她们孕期及产后发生抑郁的危险就越小。精神病专家说,与脂肪酸摄入量最低的孕妇相比,该物质摄入最多的孕妇发生抑郁问题的危险小一半。

早餐不可缺谷物

谷类食物是各种米、面等食品的总称,历来是人们餐桌上必不可少的食物。但由于近些年来人民生活水平提高、生活节奏加快以及营养知识欠缺,很多家庭的早餐只喝一杯牛奶、吃一个鸡蛋,早餐中不再有谷类食物,这种食谱是不利于健康的。

谷类的主要成分是淀粉,营养成分是碳水化合物即糖类,糖类是最经济、产热最快的热能来源,它在体内分解快、耗氧少,最易消化吸收,为人体各种生理活动提供 60% ~ 70% 的能量,大脑组织耗热的主要来源是糖。此外,碳水化合物能增加蛋白质在体内的合成;帮助脂肪在体内供热;糖在肝脏中转化为糖原,能增强肝细胞的再生,促进肝脏的代谢和解毒作用,有利于保护肝脏。如果食物中缺乏谷类,糖类供给缺乏,容易导致疲劳、头晕、体重减轻。同时,如果仅进食牛奶、鸡蛋这种高脂肪、高蛋白质食物,会加重孕妇肝、肾的负担。

谷类是膳食中 B 族维生素的重要来源,这些成分中的泛酸尼克酸、硫胺素及少量的核黄素等是胎儿神经系统发育所必需的。谷类食物中也含有一定的植物固醇和卵磷脂,可促进胎儿神经发育。B 族维生素对孕期反应如妊娠剧吐,具有很好的减轻作用,能够促进消化液的分泌,增进食欲。

如果早餐无谷类食品,孕妇将要靠脂肪或蛋白提供热能。脂肪虽能产热,但其代谢产物对人体是有害的。因此,为了增进健康和舒适的感觉,孕妇早餐应有一定量的谷类食品。

怀孕妇女吃鱼,有利胎儿大脑发育,这是中外营养学家近年已肯定了的。据研究,日本儿童的智商之所以比欧美儿童要高,就是因为日本儿童喜欢吃鱼。科学家通过研究和试验发现,其奥秘就是因为鱼体内含有一种重要物质——DHA(即二十二碳六烯酸),它在脑细胞膜的形成中起着重要作用。

孕妇必需的矿物质

孕妇在妊娠期,营养必须全面,不可缺少任何必需的营养素,当然也包括不可缺少的矿物质,尤其有几种矿物质对孕妇和胎儿显得更为重要,缺乏将会给孕妇健康带来不利,给胎儿造成危害。

不可缺钙

钙是人体骨骼和牙齿的主要组成物质。

此外钙在人体中还有以下作用:降低毛细血管和细胞膜的通透性,防止渗出,控制炎症和水肿;降低神经肌肉的兴奋性,对心肌有特殊作用,有利于心肌收缩,维持心跳节律。

成年妇女体内约有 1000 克钙,妊娠后期胎儿体内约有 30 克钙,胎盘含 1 克钙,此外母体尚需储存部分钙,总计增加钙 50 克左右。

这些钙均需由妊娠期膳食予以补充。

孕妇如果长期缺钙或缺钙程度严重,不仅可使母体血钙降低,诱发小腿抽筋或手足抽搐,

> **>> 爱心贴士**
>
> 锌和钙是人体内不可缺少的元素,尤其胎儿更需要补铁造血,锌对胎儿有助长作用。如果孕妇多吃菠菜,破坏了人体对锌、钙的吸收,将会给孕妇和胎儿带来严重的破坏,造成严重恶果。如果人体缺锌,人就会感到食欲不振,味觉下降,进食减少;胎儿一旦缺钙,就会影响胎儿骨骼的钙化,出现软骨,出生后有可能发生佝偻病,出现鸡胸、罗圈腿以及牙齿生长迟缓等现象。

全身无力,腰腿酸痛,还可能导致孕妇骨质疏松,进而产生软骨症。更会殃及胎儿,产生先天性佝偻病和缺钙抽搐,以及生出轻体重儿等。

孕早期,母体中钙贮留极少,孕中期也不多,自怀孕 7 个月开始每日储留钙 200～300 毫克,孕 8 个月胎儿牙齿和骨骼加速钙化,每日可储钙达 280～300 毫克。

我国营养学会推荐孕妇每日钙供给量标准是:孕中期为 1000 毫克,孕晚期为 1500 毫克。

许多食品中都含钙。其中尤以奶和奶制品为佳。奶中不仅钙的含量高,而且

吸收率也高。

其次是鱼罐头(连骨都可食入)、鱼松(连鱼骨粉)、虾皮、海带等也是钙的良好来源。

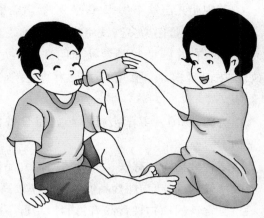

此外豆类及其制品亦含有较丰富的钙。

有些蔬菜,如紫菜、海带、苋菜、大蕹菜、银耳、青豆、蛋黄、核桃仁、西瓜子、南瓜子等都含有较丰富的钙。

蔬菜虽然含钙较多,但因其含草酸盐很高,在人体内与钙易形成不溶性草酸钙,从而不利于人体对钙的吸收。

粮谷类食品也因含植酸盐高,也不利于人体对钙的吸收和利用。

蔬菜在烹调加工前进行焯烫一下,可去掉大部分草酸,则对钙的吸收利用影响不大。

人体吸收钙,还要有维生素 D 协助,所以还要注意摄入含维生素 D 的食物或服用鱼肝油。

适当多晒太阳,也可使体内产生维生素 D,利于钙的吸收。

不可缺铁

铁在人体内最主要的功能是组成血红蛋白,从而进一步形成红细胞。简言之,铁是血的组成原料。

铁还具有与体内 10 多种具有重要生理功能的酶结合,参与机体多种生命活动的作用。

孕妇缺铁性贫血的发病率比较高,有的地区可达 50%。

这是因为妇女怀孕后血容量增加,由于血浆增加量远大于红细胞量的增加,血液相对稀释,形成妊娠生理性贫血。

妊娠期妇女对铁需求量增加,除满足血容量增加对铁的需要外,尚需储存相当数量的铁,以备补偿分娩时由于失血造成的损失,避免产后发生贫血。

另外,胎儿在生长发育过程中除制造血液和肌肉组织需要一定量的铁外,还需要在肝脏储存一部分铁,以供其出生后 6 个月内基本消耗自身肝脏中所储存的铁。

这样,孕妇在整个妊娠期约需 1000 毫克铁,比非妊娠妇女增加 15% ~20%。

其中胎儿需铁 400 ~500 毫克,胎盘需铁 600 ~1000 毫克,子宫需铁 40 ~50 毫克,母体血红蛋白增多需铁 400 ~500 毫克,分娩失血需铁 100 ~200 毫克。

如果在妊娠期间膳食补充的铁量不足,孕妇往往出现贫血,胎儿的生长发育也会受到影响。

为此,我国营养学会推荐孕妇每日铁供给量为 18 毫克。

多种食物均含有铁。一般植物性食品铁的吸收率较低,而动物性食品铁的吸收率较高。

富含铁的动物性食品有:猪肾、猪肝、猪血、牛肝、羊肝、牛肾、羊肾、鸡肝、虾子、鸡胗、蛋黄、田螺等。

植物食品含铁多的有桂圆、黄豆、银耳、木耳、海带、芹菜、荠菜等。

所以,孕妇补铁应多选择动物性食品,但植物性含铁食物也要经常食用。

> **妈咪课堂**

经过多年研究,澳大利亚医学研究人员发现,妇女在怀孕期间食用土豆等块茎状蔬菜会提高孩子患 I 型糖尿病的几率。

土豆、萝卜、甜菜等极易受链霉菌感染,而诱发 I 型糖尿病的罪魁祸首是链霉菌产生的一种毒素,所以这一类蔬菜也就常常带有导致 I 型糖尿病的毒素。

> **爱心贴士**

"补血"的方法可从食物方面来做:

食物方面:

蔬菜类:大家所熟悉的菠菜、苋菜及金针菜。

水果类:葡萄干、李子、洋李等是矿物质的宝库。

动物类:有"以血补血"的猪血、鸡血等,有"以肝补血"的猪肝、鸡肝等。

海鲜类:鱼、乌贼等。

不可缺锌

大量动物实验结果表明,锌缺乏所引起的动物出生缺陷主要是生长停滞或迟缓、骨骼畸形、死产、早产等。

人类妊娠早期缺锌,同样能导致新生儿出生缺陷。

研究发现,患有先天性心脏病如室间膈缺损、主动脉狭窄及尿道下裂、睾丸发育不良(如隐睾)、骨骼及肾脏畸形、先天性中枢神经系统畸形等缺陷的新生儿,其母亲妊娠期血液中锌水平明显低于分娩正常新生儿的妇女。并指出,锌缺乏的新生儿很可能早在受孕或胚胎形成早期便受到缺锌的影响。

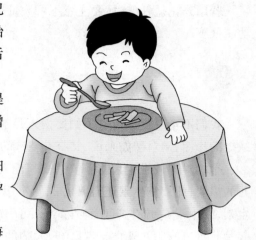

观察孕妇血液中锌水平下降的情况发现,妊娠20天左右血清锌浓度即开始下降,并在20~60天下降幅度最大,随后降低速度减缓。

然而,血清锌水平的急剧下降必然提高胚胎对致畸因素作用的敏感性,从而增加胎儿先天畸形及自发流产的可能。

大量实验研究调查结果表明,妊娠妇女缺锌对胎儿会产生多种缺陷。因此,孕妇不可缺锌。

食物中含锌量以牡蛎为最高,其他海味和肉类次之。

另外植物食品如黑芝麻、油面筋、白糯米、黄豆、毛豆、紫菜中也含锌。

动物食品含锌的有猪心、猪肋排、猪蹄、猪腿肉、猪肝、羊肉、鲫鱼、海蟹、河蟹、河蚌、田螺等。

酱油、啤酒也含锌。

不可缺碘

碘是甲状腺的组成成分。甲状腺能促进蛋白质的生物合成,促进胎儿生长发育。

妇女妊娠期甲状腺功能活跃,碘的需求量增加,这就很容易造成妊娠期碘摄入量不足或缺乏。特别是在我国有很多地区属于缺碘区,更易造成孕妇缺碘。

孕妇缺碘易发生甲状腺肿大,并影响胎儿发育。孕妇严重缺碘,新生儿会出现"克汀病"。此病的发生以胎儿胚胎期缺碘为关键。其临床表现是疲乏、无力、畏寒、嗜睡等代谢和循环功能性变化,骨质发育异常,脑发育缺陷及延迟,皮肤干燥而成鳞片状,毛发、指甲无光泽,而且脆弱易断等。

为了孕妇本身的健康和胎儿的正常发育,孕妇必须注意不可缺碘,尤其是缺碘地区的孕妇更要注意补充含碘丰富的食物。

最好的补碘食品为海产品,如海带、紫菜、鱼肝、海参、海蜇、蛏子、蛤蜊等。

甜薯、山药、大白菜、菠菜、鸡蛋中也含有碘,但与产地有关,缺碘地区其含碘量也较少。

若用碘化盐补碘时,要注意不可大量用,以免引起产后甲状腺肿或合并甲状腺功能低下。

 ## 维生素与智力发育

我们不止一处提到了孕妇要摄入足够的维生素,维生素对任何人都有其不可缺少的作用,但对孕妇来说,又有其特殊的作用。

孕妇对各种维生素的需求量较其他人多,这是因为孕妇要承担供给自己和胎儿的需要,此外维生素还有其特殊的作用。比如,早期妊娠缺乏维生素 A、B 族维生素、维生素 C、维生素 D、维生素 E,可引起流产和死胎,妊娠晚期缺乏维生素可引起胎儿窘迫或胎儿死亡。现已知,大脑的生理功能除与蛋白质、磷脂、不饱和脂肪酸等有关外,还与维生素的营养状况有密切关系。所以,妊娠期切不可忽视维生素的摄入。下面简要介绍几种维生素对孕妇的作用。

维生素 A 有促进胎儿生长发育的作用,并能增强母体抵抗感染的能力,对预防产褥热有显著效果。因此,孕妇对维生素 A 的需要量比平时多。如成年人每人每日需要维生素 A 5000 ~ 6000 国际单位,而孕妇需要量则应在此基础上增加 20% ~ 60%。

维生素 B_{12} 被认为是维护智力的营养素之一。膳食中维生素 B_{12} 供给不足,不仅对周围神经有影响,而且对中枢神经系统也有损害。临床研究表明,人体缺乏维生素 B_{12},可患"智力衰退性精神病"。这种病人的思维判断能力、记忆能力和自制能力都下降,甚至出现语无伦次及性格改变等严重情况。

叶酸能增强人的智力,膳食中缺乏叶酸,除了可以引起智力减退外,还可以使人产生头昏、头痛、记忆力减退、急躁、烦闷及不安等精神方面的症状。

烟酸与人的智力发育关系极大,人体早期缺乏烟酸会影响智力发育,主要表现为反应迟钝、恐惧及言语行动混乱。如果烟酸长期供应不足,则会出现"进行性痴呆"症,使智力受到全面的影响,严重者还可能发生癫狂。

维生素 B_6 对神经系统的健康至关重要,缺乏维生素 B_6 会出现周围神经炎。婴儿缺乏维生素 B_6 时,会发生惊厥。

维生素 B_1 有维护智力及促进智能活动的功能,早已被人们熟知。如果膳食中缺乏维生素 B_1,中枢神经活动便会受到影响。维生素 B_1 严重缺乏还会引起"大脑型脚气病",并有严重的精神病变。急性维生素 B₁ 缺乏者最主要的症状是精神混乱及昏迷。典型的"大脑型脚气病"病人,发生第 6 对脑神经病变时,症状较轻者有眼球震颤现象,有的还有较轻的精神混乱症状。

 ## 孕妇该如何吃蔬菜、水果

蔬菜、水果是人们生活中必不可少的食物,在膳食中,占有较大的比例,其蛋白质和脂肪含量很低,含有一定量的碳水化合物,以及丰富的无机盐(钙、钾、钠、镁等)和维生素(如维生素 C 和胡萝卜素等)。

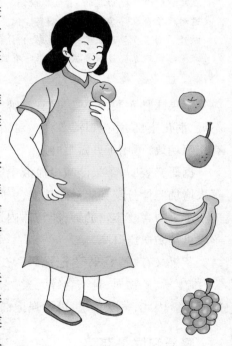

蔬菜、水果具有良好的感官性状,可增进食欲,帮助消化,对维持肠道正常功能及丰富膳食的多样化等方面具有重要意义。尤其在孕期,某些孕妇由于妊娠反应剧烈,食欲不佳,容易便秘,吃些蔬菜水果,是保证矿物质和维生素 C 供给的重要途径,有利于孕妇的健康及宝宝的成长。

在蔬菜、水果的选择上,还是有一定的学问的。一般来说,颜色深的如青椒、胡萝卜、韭菜、西兰花等蔬菜富含叶绿素、叶酸、β-胡萝卜素以及维生素 C 等孕妇所需的重要营养素。

另外,在选择的时间上也有不同。一般来说,新鲜采摘的水果和蔬菜比长期存放的营养丰富,比如新鲜大白菜与存放了许久的大白菜相比,不但口感好,而且营养丰富,蔬菜、水果在食用前要注意专用清洗剂洗干净,以免残留的农药对人体健康造成危害。蔬菜加工时,要先洗后切,以免营养成分丢失。切过的菜不宜存放时间过长,以免产生有害物质——亚硝酸盐。不要用铜锅炒菜,炒菜时应急火快炒,菜汤不要丢掉,以免造成营养成分的丢失。

健脾止泻的苹果

苹果含维生素 B_1、维生素 B_2、维生素 C、胡萝卜素、烟酸、糖类、脂肪、蛋白质、果胶、磷、钙、铁、钾、锌、纤维素、苹果酸、枸杞酸、鞣酸等。

> **>> 妈咪课堂**
>
> 由于体内黄体素分泌量增加及电解质不平衡，你的角膜会发生轻度水肿，越到怀孕末期越明显。由于角膜水肿，敏感度将有所降低，常影响角膜反射及其保护眼球的功能。这种现象一般在产后 6～8 周即恢复正常。由于角膜水肿造成角膜弧度变大，导致远视及睫状肌调节能力减弱，看近物模糊。如果你原本就近视，那么孕期的近视度数会增加。这种现象会在怀孕末期更加明显。但多在产后 5～6 周恢复正常。因此，不用特地更换眼镜。由于受孕期激素分泌的影响，你的泪液膜遭到破坏，泪液分泌量会减少，很容易造成干眼症现象。建议多摄入对眼睛有益的维生素 A、维生素 C 等营养素。

苹果味甘而酸，性平。具有健脾开胃、生津止渴等功效。适于脾虚泄泻、食欲不振、消化不良、津少口渴等症。对治疗孕妇消化不良，轻度腹泻有好处。苹果皮有止呕功效，可用于妊娠呕吐。

据研究表明，苹果能减少血液中胆固醇含量，经常吃苹果可预防胆固醇增高。苹果增加胆汁分泌和胆汁酸功能，可防止胆固醇沉淀形成胆石症。

苹果中含有丰富的钾，能与体内过剩的钠盐结合，使之排出体外。所以，多吃苹果可预防血压升高。

苹果又有"智慧果""记忆果"之美誉。苹果中含有大脑必需的营养素，如糖类、维生素、矿物质，且富含锌元素，它是构成与记忆有关的核酸、蛋白质必不可少的元素。因此，多吃苹果，可增强记忆能力。

降压利尿是芹菜

芹菜是一种可以增强精力的蔬菜，它受到人们广泛的喜爱。芹菜具有独特的气味，且含纤维素多，有很好的通便作用，并可作为降血压的辅助治疗菜。

芹菜中含有较多的水溶性维生素，能降低毛细血管通透性，加强抗坏血酸作用。按中医的说法，它有清热、利湿、醒脑的作用。它味甘苦，性凉，能平肝清热，祛风利湿，对于妊娠高血压综合症患者降低血压，效果甚佳。同时它对于高血压引起的头晕眼花、肩酸、头痛等症也非常有效。另外，它对于降低血清胆固醇也有一定疗效。

新鲜的芹菜榨汁喝,效果很好。在芹菜汁内,放些蜂蜜饮用,其甜味能为胃肠所吸收,效果更佳。怀孕或更年期高血压患者,可一日饮用芹菜汁40毫升左右,效果非凡。

>>专家叮咛

有不少人认为,现在常用的中草药中有不少是天然植物,原汁原味、无毒、无不良反应,其实并不尽然,在不少中草药中,有许多是有一定毒性的,如下所述。

(1)能够通窍走窜的草药。如麝香、穿山甲、皂英、蟾酥等。

(2)有一定毒性的草药。如蜈蚣、斑蝥、马钱子、天雄、生半夏、乌头、生南星、砒石、轻粉、雄黄、水银、地胆等。

(3)破血药。如三棱、益母草、干漆、水蛭、虻虫、瞿麦、蟹爪、莪术。

(4)攻下逐水药。如巴豆、芦荟、番泻叶、牵牛子、冬葵子、藜芦、甘遂、芫花、大戟等。

第四章

孕期生活禁忌

人类社会的不断发展与进步,使人们不仅仅只满足单纯的生儿育女,更重要的是生育出智力优秀、体魄强健的后代。而孕期生活禁忌显得必不可少。因此要充分了解孕期生活禁忌,成功健康孕育。

怀孕后禁用哪些化妆品

每个女性都希望自己在各个时期都是美丽的,而恰当地运用化妆品修饰自己,通常会令女性看起来更加完美和自信。怀孕是女性的特殊生理阶段,这时的女性常常会因为身体状况的变化,而变得敏感、身体抵抗力下降,而且孕期特别忌讳接触有害的化学物品。这时化妆品的选择有什么禁忌呢?

染发剂

据国外医学专家调查,染发剂不仅会引起皮肤癌,而且还会引起乳腺癌,导致胎儿畸形。所以,孕妇不宜使用染发剂。

冷烫精

据法国医学专家多年研究,妇女怀孕后,不但头发非常脆弱,而且极易脱落。若是再用化学冷烫精烫发,更会加剧头发脱落。此外,化学冷烫精还会影响孕妇体内胎儿的正常生长发育,少数妇女还会对其产生过敏反应。因此,孕妇也不宜使用化学冷烫精。

>> 爱心贴士

有些化妆品的质量令人担忧。广东省卫生防疫站曾经抽查了100种市场销售的化妆品,经化验发现:部分化妆品中含有铅、汞、砷等对人体有害的元素,不少黑发乳和染发剂一类的化妆品,含有高量的铅,有一部分还含有高量的铜,而且部分化妆品含有相当惊人数量的细菌。尤其是大部分化妆品未经有关部门进行安全性的试验。因此,请孕妇当心化妆品对本身健康和子孙后代的危害。

口红

口红是由油脂、蜡质、颜料和香料等成分组
成。其中,油脂通常采用羊毛脂,羊毛脂除了会吸附空气中各种对人体有害的重金属微量元素外,还可能吸附大肠杆菌进入胎儿体内,而且还有一定的渗透性。

孕妇涂抹口红以后,空气中的一些有害物质就容易被吸附在嘴唇上,并随着唾液进入体内,使孕妇腹中的胎儿受害。鉴于此,孕妇最好不涂口红,尤其是不要长期涂口红。

上述几种化妆品在怀孕期间,最好避免使用。

但是,怀孕时期的皮肤仍然需要保护,因此,高质量的滋润保湿产品、防晒用品,预防和减轻妊娠纹的身体滋润乳剂还是必需的。

 ## 孕妇切勿盲目减肥

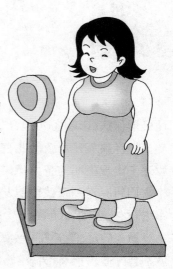

目前,有关医学专家呼吁:孕妇不宜盲目减肥。

有关专家认为,妇女怀孕后,随着妊娠日期的增加,孕妇体重也会增加,除胎儿、胎盘、羊水、子宫、乳腺及母亲血容量等增加外,母亲的脂肪储存亦有所增加,而这种脂肪是万万不可减掉的。

据美国全国健康状况统计中心对 16000 名产妇的研究结果显示:孕妇体重增加越少,死胎早产的危险性越大。研究结果还证明,孕妇体质增加越少,出生的婴儿体重就越轻,婴儿身体就差,疾病就多;反之体重增加多,婴儿就健康。

专家指出,胎儿在母亲子宫里是非常需要营养的。而任何减肥方法都可能造成营养丧失,特别是药物减肥对孕妇的影响更大。药物减肥,一方面会对大脑的饮食中枢造成一定的抑制作用;另一方面,通过一些缓泻剂使多余的水分和脂肪排出体外,从而达到减肥的效果。这些都可能造成营养不足,如果饮食中枢过于抑制,容易导致厌食症的发生,会严重影响孕妇对营养的吸收,从而导致胎儿的营养危机。再者,一般减肥药物都是为正常人配制的,更没有考虑到对胎儿的影响。因此,孕妇不宜盲目使用药物减肥。

🕐 孕期宜远离宠物

孕期经常接触宠物,很易造成人畜共患疾病。猫、狗等小动物身上隐藏着各种病毒、弓形体和细菌,这些病原微生物感染孕妇后,可经血液循环到达胎盘,破坏胎盘的绒毛结构,影响孕妇与胎儿代谢,导致胎儿缺氧,代谢产物不能经胎盘排泄,影响各个系统发育,严重者可致胚胎死亡,发生流产。

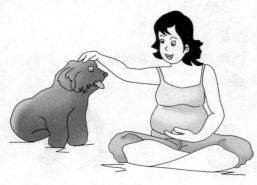

猫的粪便里可能携带一种会导致弓形虫病的寄生虫,感染弓形虫病对准妈妈来说并不严重,但却会对发育中的宝宝带来危险。一些鸟类和其他动物、生肉或未熟透的肉,也可能会携带这种寄生虫。如果准妈妈在孕早期(怀孕前3个月)感染了弓形虫病,就会对宝宝造成最严重的伤害。孕妇被弓形虫卵感染后,可通过胎盘传染给胎儿,致胎儿先天性弓形体病,影响胎儿发育,引起流产、早产、胎儿畸形(如脑积水、小脑畸形)、死产。慢性缺氧还可致胎儿宫内发育迟缓。也可能病症在婴儿出生初期不明显,以后逐渐出现失明与智力障碍。所以原先养有宠物的准妈妈,怀孕期间可能要忍痛将它们暂时送到亲戚或朋友家,寄养一段时间。孕期也应尽量避免到养宠物的人家去玩,少去动物园游玩。

所幸的是,怀孕期间感染弓形虫病的可能性很低,并且如果曾经感染过一次,以后就不会再感染了。此外,准妈妈在怀孕期间,第一次感染弓形虫病的可能性非常少。如果你家里养猫,那么你很可能已经感染过弓形虫病,并且对它产生免疫力。

> **>> 专家叮咛**
>
> 　　准妈妈怀孕后,不仅要考虑自身的健康,还要注意胎儿的健康,这就要求对平时不注意的事情要加以注意,如家中所养的花草,气味芳香,赏心悦目,但是有些花草会引起孕妇和胎儿的不良反应,如万年青、五彩球、仙人掌、报春花等易引起接触过敏。还有一些浓郁香气的花草,如茉莉、水仙、丁香等,会引起孕妇嗅觉不灵、食欲不振,甚至出现头痛、恶心、呕吐等症状。因此,有刺激性的或是有毒的花草,尽量不要放在室内。

科学胎教好妈妈

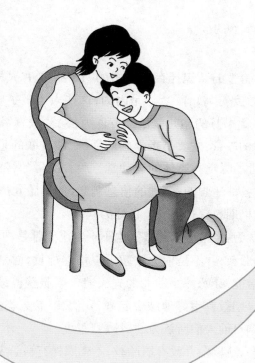

第一章

对胎教的认识

现代人越来越认识到了胎教的重要性。所谓胎教，广义上讲就是在妊娠期间，孕妇除了要重视自身的健康和营养条件外，还要重视周围环境的影响，努力培养积极的心理状态和情感体验，以便让胎儿在胎内环境中受到良好的感应，使他们出生后健壮而聪明。

正确认识胎教

目前，人们对胎教的认识还存在许多的"误区"。有人根本不相信胎教，认为胎儿根本就不可能接受"教育"。这是因为，这些人还不了解胎儿的发育情况，不了解胎儿的能力。5个月的胎儿就已经有能力接受"教育"了。但这里所说的"教育"不同于出生后的教育，主要是指六感的训练，即皮肤的感觉、鼻子的嗅觉、耳的听觉、眼的视觉、舌的味觉和躯体的运动觉。胎教的目的，不是教胎儿唱歌、说话、算算术，而是通过各种适当的、合理的信息刺激，促进胎儿的各种感觉功能的发育成熟，为出生后的早期教育打下一个良好的基础。

还有一些人认为：经过胎教的孩子也不一定个个都是神童。是的，这种说法不无道理，我们提倡胎教，并不是因为胎教可以培养神童，而是胎教可以尽可能早地发掘个体的素质潜能，让每一个胎儿的先天遗传素质获得最优秀的发挥。如果把胎教和出生后的早期教育很好地结合起来，我们相信，人类的智能会更加优秀，会有更多的孩子达到目前人们所认为的"神童"程度。

也许还有人会说：以前并没有搞胎教，不也照样有科学家和伟人吗？科学不是也在不断进步吗？是的，但要知道，许多事实证明，在科学家和伟人的成长过程中，都包含着许多当时没有被人们所意识到的胎教与早教因素。如果人类能更早一些地认识胎教的重要性，世界的科学水平会比现在更先进。

怎样正确地认识胎教呢？首先,应该了解胎儿的正常生理发育和胎儿的能力。3 个月的胎儿皮肤已经有压觉和触觉了;4 个月的胎儿有冷觉;5 个月的胎儿有温热觉;9 个月的胎儿对痛觉已十分敏感。4 个月的胎儿就有了听觉,6 个月时的听力几乎与成人相等。5 个月的胎儿有味觉;7 个月的胎儿有嗅觉;胎儿的视觉发育较晚,8 个月的胎儿才能够凝视光源。

胎儿的能力是惊人的,从 2 个月起胎儿就可以在子宫里运动了,胎儿有习惯也有情绪,更惊人的是胎儿还有记忆,他会对反复的信息刺激产生固定的条件反射,这就是胎儿的记忆。胎儿的发育能力为胎教提供了生理基础。

狭义的胎教,就是根据胎儿各感觉机能发育的实际情况,有针对性地、积极主动地给予适当合理的刺激,使胎儿建立起条件反射,进而促进其大脑机能、躯体运动机能、感觉机能及神经系统机能的成熟,为出生后的早期教育奠定基础。目前推荐的音乐、对话、拍打、抚摸等胎教方法都是有科学根据的。实验证明:声音可以传入子宫;胎儿可以听到声音,并对不同声音产生不同反应;声音触动腹壁可以引起胎儿四肢和躯体的活动;经过胎教训练后出生的孩子,生活和学习能力都较强。如果在出生后继续进行早期教育,每一个孩子的素质潜能都会得到充分开发,我国的人口素质会有很大提高。这就是胎教所要达到的主要目的。

> **>> 妈妈宜知**
>
> 要提高自身素质。要自尊、自爱、自重、自强,培养自己心平气和的心境,不要轻易动怒,学会以宽容的态度对待他人;在心理上,要相信自己的力量,勇于战胜自己;在人格上,要尊重自己,保护自己的尊严;在事业上,要有志气,奋发向上,有所作为。努力培养自己的母爱感、崇高感,这样可增强孕妇抵御不良情绪的能力。

📞 胎教的含义

胎教,就是调节孕期母体的内外环境,促进胚胎发育,改善胎儿素质的科学方法。"胎教"一词最早出现在汉朝,那时胎教的基本含义是孕妇必须遵守的道德、行为规范。古人认为,胎儿在母体中能够感受孕妇情绪、言行的感化,所以,孕妇必需谨守礼仪,给胎儿以良好的影响,名为胎教。

《列女传》中记载太任怀周文王时讲究胎教的事例,一直被奉为胎教典范,并在此基础上提出了孕期有关行为、摄养、起居各方面之注意事项。如除烦恼、禁房劳、戒生冷、慎寒温、服药饵、宜静养等节养方法,可以达到保证孕妇身体健康,预防胎儿发育不良，以及防止堕胎、小产、难产等目的。

以前人们认为，胎儿在出生前一直安静地躺在母体子宫里睡大觉，直到分娩时才醒来，这是错误的。

现代医学研究认为，胎儿有奇异的潜在能力。胎儿从第 5 周开始即有较复杂的生理反射功能，10 周时已形成感觉、触觉功能。20 周左右开始对音响有反应，30 周时有听觉、味觉、嗅觉和视觉的功能，能听到妈妈的心跳和外界的声音。这时妈妈的一举一动都能影响胎儿，是对胎儿进行教育的重要时刻。

例如，在怀孕 3 ~ 4 个月时，可主动刺激胎儿，让胎儿在子宫内"游泳""散步"，每次数分钟。做这个动作时，孕妇应躺下，全身尽量放松，动作要轻柔，用手轻轻地推动胎儿。怀孕 6 个月后，在腹部能摸到胎儿的头部、躯干及四肢，孕妇可以进行抚摸和拍打胎儿，这样有利于胎儿肌肉的发育。怀孕七八个月以后，父母可以与胎儿对话，胎儿最易听到较低音频的声音（父亲）。父亲以耳贴在孕妇腹部数胎心率或轻

> **>> 爱心贴士**
>
> 父母在进行胎教的时候，做到：第一，注意饮食调节，保证充足的营养。第二，注意环境舒适，空气新鲜，避免噪声和喧闹。第三，保持心情舒畅，精神愉快，提高自身修养。

轻吟唱。孕妇可以半卧位，将录音机放置在离母体腹部几十厘米远，共同欣赏音乐；音量不宜太大，每天可听 3 ~ 4 次，每次 20 ~ 30 分钟，直到足月临产。据说经过这样的训练，胎儿在出生后，只要一听到悦耳、愉快的乐曲，就会停止骚动和啼哭而露出笑容。

广义胎教和狭义胎教

广义胎教指为了促进胎儿生理上和心理上的健康发育成长，同时确保孕产妇能够顺利地渡过孕产期所采取的精神、饮食、环境、劳逸等各方面的保健措施。因为，没有健康的母亲，亦不可能生出强壮的胎儿。也有人把广义胎教称为"间接胎教"。

狭义胎教是根据胎儿各感觉器官发育成长的实际情况，有针对性地、积极主动地给予适当合理的信息刺激，使胎儿建立起条件反射，进而促进其大脑机能、躯体运动机能、感觉机能及神经系统机能的成熟。换言之，狭义胎教就是在胎儿发育成长的各时间，科学地提供视觉、听觉、触觉等方面的教育，如光照、音乐、对话、拍打、

抚摸等,使胎儿大脑神经细胞不断增殖,神经系统和各个器官的功能得到合理的开发和训练,以最大限度地发掘胎儿的智力潜能,达到提高人类素质的目的。从这个意义上讲,狭义胎教亦可称之为"直接胎教"。所以,胎教已是临床优生学与环境优生学相结合的实际具体措施。

胎教主要指孕妇自我调控身心的健康与欢愉,为胎儿提供良好的生存环境;同时,也指给生长到一定时期的胎儿以合适的刺激,两者共同作用,促进胎儿的生长。

从母体体内起步

1984 年秋,日本广播协会电视台举办了"婴儿——从妈妈体内起步"的节日,浅显易懂地介绍了胎儿和婴儿的许多能力,引起了许多人的关注和兴趣。

例如:刚出生不久的婴儿,用绳子系住单手,可以吊起自己的身体;能够闻出母乳的味道……婴儿能力确有极为精彩之处,使人看后受到感动。其中,印象最深的是出生后的婴儿同妈妈交换视线的镜头和证明出生后第 3 天能够辨认妈妈声音的实验。在日本的医院里,通常婴儿一出生,先剪断脐带,然后洗净身体,再让他同妈妈见面。处置的时间最长也不超过 20 分钟,其间婴儿和妈妈是分开的。如果婴儿出生后,立即扑到妈妈怀抱里又会怎样呢? 电视节日中介绍了日本和美国的新生儿情况。两国新生儿情况相同,婴儿立即睁开眼睛看周围,似乎很晃眼似的。一旦婴儿同妈妈那种充满爱的视线碰在一起时,就会目不转睛地注视着妈妈。不一会儿,他就会找到妈妈的乳房,并开始吃奶。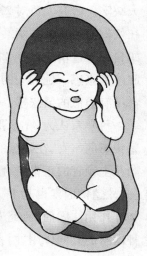

看到婴儿这种反应,连协助拍摄电视节目的医生都为之吃惊。出生后还没几分钟,妈妈和婴儿的视线就可以交织在一起,过去,连想都没想到会发生这样的事。爱育医院名誉院长内藤寿七郎先生一直认为,你抱起刚出生的婴儿,凝视他的眼睛,婴儿也会看你,双方的眼睛可以进行"对话",从中可以了解婴儿的状态。

分辨妈妈声音的实验。首先,妈妈向出生 3 天的婴儿搭话,婴儿的反应不太大。而爱育会综合母子保健中心指导部长高桥悦二郎先生是一位出色的小儿科医生,很会同婴儿打交道。他一搭话,婴儿的手足都活动起来。

令人感兴趣的是,婴儿听了利用仪器把包括妈妈在内的许多人的声音合在一起的录音后所作出的反应。虽说已初步称为语言,但是婴儿听到这种合成声音后,手足根本不活动,不仅如此,反而变得不高兴起来,似乎很不感兴趣,把头转向一边。医生们利用摄像机把婴儿的这种动作拍摄下来,并利用电子计算机进行分析,研究不同的搭话人在婴儿中引起的反应有多少差别。结果发现,同妈妈搭话时,其反应显然与别人搭话有所不同。

科研人员对此作了进一步研究,他们对一些妊娠3个月的孕妇应用国际人格评定测验的焦虑量表进行测定。其中,对19位焦虑程度最高和最低的妈妈所生的孩子加以观察,注意他们是否有所不同。结果发现,那些非常焦虑的妈妈所生的孩子,在其出世后第2~4天内哭的时间比别的孩子要长得多。

甚至有人提出,妈妈在妊娠期间的不良情绪,还可能引起诸如唇腭裂之类的先天缺陷。研究人员对232名有唇腭裂的孩子的妈妈进行了回顾性调查,询问她们在妊娠期间是否情绪紧张,并记录了出现情绪紧张的时间和程度。结果68%的妈妈自诉有过情绪紊乱,23%的妈妈诉说在妊娠头3个月中有过生理或外伤原因引起的紧张感。她们中的85%的人都说,在其他几次出生正常孩子的妊娠过程中,都没有类似的紧张感。

科学家认为,在紧张感出现时,人体的肾上腺皮质将分泌出一种激素。这些有紧张感的妇女,在妊娠的关键时刻,会分泌出超过正常量的这种激素,从而阻碍了胎儿上颌骨的正常融合。因受到影响的孩子当中,有25%的人都有一个亲属是唇腭,故遗传因素也起了一定的作用。这种缺陷也说明遗传因素和环境因素之间的相互作用。因而,研究人员说:"造成这种先天畸形的可能是遗传活动和紧张感两种因素的共同作用,两者缺一也许不能造成腭裂。"可见,怀孕期间,妈妈的情绪确实会对胎儿产生影响。

胎儿生活在妈妈体内,母体内环境与自然界外环境都不可避免地会对胎儿产生刺激、影响,究竟哪一个影响更为主要呢?如果从情绪、饮食、药物等方面考虑,内环境起主要作用,但若从辐射、噪声等方面考虑,似乎外环境也有其主导作用。我们不必在这样的问题上过多地纠缠,重要是有一点很明确,就是以上因素会对胎儿产生影响,胎教正是要抓住生前时机,力求避免对胎儿的不良影响,使胎儿接受好的影响。

　　如德国的少年天才卡尔·维特,未到 8 岁就通晓德、法、意、英、拉丁、希腊等文字,9 岁就上大学,不满 14 岁获法学博士学位,任柏林大学法学教授,这与其父母的文化水平和从胎教开始的教育引导是密不可分的。

第二章

胎教的意义

历史上,曾有不少所谓的"天才""神童",他们之所以从小思维敏捷,聪颖过人,除天赋较高外,还因为他们在母体时就接受过"教育"。因此,父母应该科学胎教,只有这样才能使他们犹如乳虎啸谷、雏鹰试翼,聪明才智在小时候就得以发挥出来。

胎教与宝宝性格的关系

研究表明,胎儿时期,神经系统发育最早,尤其是脑的发育最为迅速。胎儿时期,神经系统和大脑的迅速发育表现在结构和功能等方面。

结构

刚出生的婴儿脑重平均为体重的 10%～12%,而成人脑重仅占其体重的 2%～3%,可见胎儿时期神经系统和大脑是优先发育的组织。

研究表明,大脑皮质的神经细胞于胎儿第 5 个月即开始增殖分化。到出生时,神经细胞数目已与成人相同。出生后脑重的增加主要是上神经细胞体积增大和树突的增多、加长,以及神经髓鞘的形成和发育。

功能

随着神经系统结构的发育,胎儿的运动、感知觉、记忆等高级神经系统功能逐渐发育。

运动

胎儿 5 个月时已有活跃的胎动,常有翻转全身、踢脚、摆动手臂等动作,有时还会有吸吮大拇指、打嗝等表现。

听觉

听觉是胎儿最早发展的感觉。胎儿可听到母亲的心跳、母亲胃鸣、肠鸣声、外界的声响、人的声音，尤其是父母的声音。

视觉

胎儿从第6个月开始，已有了一定的视觉。如光线直接照在母亲的腹部上，会引起胎儿的反应，大多数胎儿表现为受惊般地移开。

>> **妈咪课堂**

胎儿能感受明暗。人类的视觉是在出生之后，靠着视觉神经的急速发育才开始产生，到7~8岁才逐渐发育完成。生活在母亲腹中的时期，属于视觉神经发育的准备阶段。主要眼睛视野功能的网膜在怀孕4周左右即告完成，怀孕7个月时已具有看东西的能力，但并不表示眼睛能看得见。早产儿因为保温箱中的氧气导致视网膜受损，可能罹患"早产儿视网膜症"，主要是因为视觉领域的神经尚未形成之故。胎儿虽然还看不见东西，却可以感觉明暗。

触觉

胎儿的触觉也有发育。研究表明，子宫1分钟两次规律性的收缩对胎儿而言是非常舒服的刺激，相反，长时间搭乘震动过剧的汽车颠簸或温差变化太大、母亲不适当的睡姿（如仰卧）等对胎儿都是不良的触觉，可能阻碍胎儿脑部的发育。

记忆力

胎儿时期具有原始的记忆力。研究表明，胎儿时期经常听到母亲的声音，胎儿具有记忆力，以至于出生后的新生儿能在嘈杂的环境中辨认出母亲的声音，并非本能。

遗传、优生和胎教的关系

中国有句俗话,叫做"种瓜得瓜,种豆得豆"。这句话包含了遗传的全部内涵。也就是说,自然界的万物都是按照一定的规律来繁衍后代的。各类生物只能产生同种的后代,并保留前代的基本特征。猫的后代只能是猫,绝不会是老鼠;苹果树只能开苹果花、结苹果,而不可能结出葡萄。具体到人类,孩子在容貌、举止、神态等方面都或多或少地保留着父母的特点。只是有时候某个地方像父亲,某个地方又像母亲,甚至还有一些地方像祖父母、外祖父母或其他亲属。这种现象就叫做遗传。

遗传是优生的基础,也是胎教的先决条件。在自然界,只有素质良好的种子才有可能结出优良的果实。同样的道理,只有继承了父母双方良好的遗传基因的健康胎儿,才有可能达到优生的境界,也才谈得上胎教。我们知道,胎教就是对母亲腹中胎儿的感觉器官进行刺激,前提是胎儿必须具备健全的感觉器官、神经系统及全身各器官。显然,一个先天性痴呆的智残胎儿是不可能接受胎教的。

母爱对胎儿的影响

母爱是伟大的,母爱是世界上独一无二的,母爱的勇敢和奉献是令人惊叹的!古往今来,人们不知运用了多少美妙动听的语言来歌颂母爱。然而,世界上任何语言在母爱面前却都显得那样单调。

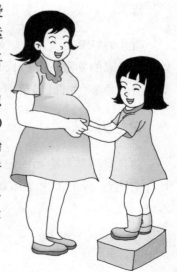

母爱对于胎儿来说更是至关重要的。是母亲以极大的爱,用自己的身体和血液孕育了胎儿。在280天的等待过程中,母亲倾听着胎儿的蠕动,关注着胎儿的成长,祈求着胎儿的平安,并积极地把爱付诸行动,用自己的心血精心周到地疼爱、照料着腹中的生命,增加营养,锻炼身体,避免有害因素的刺激,创造良好的孕育环境,施行胎教,最后又在巨大的痛苦中把胎儿降生到了人世间。

在整个孕育过程中,母亲的情感逐步得到爱的升华,产生出一种对胎儿健康成长极为重要的母子亲情。正是这种感情,使意识萌发中的胎儿捕捉到爱的信息,并转入胎教机制,为胎儿形成热爱生活、乐观向上的优良性格打下基础。

令人遗憾的是,在当今这个物质文明比较发达的世界里,有些年轻女性习惯以自我为中心,把胎儿当作自己的附属品,缺乏正确和足够的母爱。因此,这样的母亲往往接收不到来自腹内胎儿的信息,错过了与胎儿之间情感交流难得的时机。显然,这样的母亲是不可能孕育出一个具有爱心的孩子的。

>> 妈妈宜知

　　母亲的子宫是胎儿生活的第一个环境,可以直接影响胎儿性格的形成和发展。在子宫内环境中,感受到温暖、和谐、慈爱的气氛,胎儿幼小的心灵将得到同化,意识到生活的美好和欢乐,可逐渐形成胎儿热爱生活、活泼外向、果断自信等优良性格的基础;如果夫妻不和,家庭人际关系紧张,甚至充满敌意和怨恨,或者母亲心里不喜欢这个孩子,时时感到厌烦,胎儿会感受到痛苦,这让孩子形成孤独寂寞、自卑多疑、懦弱内向等性格。由此可见,妊娠期间孕妇始终保持愉快和良好的情绪,生活在环境优美、家庭和睦的环境中,对即将出生的宝宝充满深深的爱,这些对将来孩子性格的形成都是非常重要的。同时,也是积极开展胎教的重要内容之一。

因此,每一个未来的母亲都应充分认识神秘的大自然交给自己的使命,在妊娠期每一天的活动中,倾注博大的母爱,仔细捕捉来自胎儿的每一个信息,母子之间进行亲切友好的交流,以一颗充满母爱的心,浇灌萌芽中的小生命。这就是我们所希望的胎教基础。

孕妇懒惰对胎儿的影响

怀孕后,许多孕妇往往容易发懒,什么也不想干,什么也不愿想。于是有人认为,这是孕妇的特性,随她去好了。殊不知,这正是胎教的一大忌。

在前面的一些问题里,我们已经介绍了孕妇与胎儿之间的信息传递,胎儿能够感知母亲的思想。如果怀孕的母亲既不思考也不学习,胎儿也会深受感染,变得懒惰起来。显然,这对于胎儿的大脑发育是极为不利的。而倘若母亲始终保持着旺盛的求知欲,则可使胎儿不断接受刺激,促进大脑神经和细胞的发育。因此,怀孕的母亲要从自己做起,勤于动脑,勇于探索,在工作上积极进取,努力创造出第一流的成绩。在生活中注意观察,把自己看到、听到的事物通过视觉和听觉传递给胎儿。要拥有浓厚的生活情趣,凡事都要问个为什么,不断地探索新的问题。对于不理解的问题,可以到图书馆查阅资料或请教有关专家,弄清根蒂。总之,孕妇要始终保持强烈的求知欲和好学心,充分调动自己的思维活动,使胎儿受到良好的教育熏陶。

孕妇人格与胎儿人格

既然决定要孩子,谁都希望生个正气、德行好、品格高的孩子。自古至今,有多少父母因为有这样的孩子而感到骄傲自豪、神气欢喜啊!那么如何才能得到这样的孩子,如何才能避免生出不孝、无德、无行的孩子呢?

在这一点上,古人经过长期的观察和经验积累,还是总结出了一些经验的。前面我们已经提到过,古人认为孕妇的为人处事、日常生活起居的方式,会通过气血运行的规律对胎儿产生不小的影响,孕妇身正则气正,孕妇品性正,孩子就不会有邪气,只会才德过人、有大出息。古书中记载的周文王、周成王之母"目不视恶色,耳不听淫声,口不出傲言""立而不跛,坐而

>> 妈咪课堂

　　孕妇要注重自己的人格道德修养,注意培养自己的正气,为人处事追求仁义、礼貌、信誉,追求善,对胎儿良好人格的形成以及胎儿的容貌很有作用。

不差,独处不倨,虽怒不骂"就是很好的例子。我国隋代名医巢元方总结得更好:"子欲端正庄严,常口谈正言,身行正率。"意思是如果你想要孩子品格高尚、行为端正,孕妇自己就要说正气的话,不说邪气的话;做正气的事,不做邪恶的事。否则就会出现民间所说的"上梁不正下梁歪""有其父必有其子"的现象了。

孕妇的情绪与胎儿

对一般人来说,情绪的好坏可以影响身心健康。对于孕妇来说,则关系到母体和胎儿。

孕妇的心理是复杂的,特别是在我国,自古以来并不认为妊娠分娩是圣洁的事情。种种迷信的风俗虽然逐渐被科学文明所取代,但其所造成的传统意识使大多孕妇在人前仍是很害羞,自己觉得卑琐、不雅观。她们在孕期性格更加内向,凡事消极被动,依赖性强,对爱抚充满了渴望,得不到满足时,则心情抑郁。

孕妇的情绪,在妊娠各期中有所不同。在妊娠早期,早孕反应使许多孕妇难以

承受;妊娠期带来的一系列生理变化,要求孕妇去适应;妊娠给生活、工作、学习都带来种种不便,加上有的孕妇事先并没有做好怀孕的心理准备。这一切都使孕妇心理上产生不平衡,忧郁和疲劳表现为爱发脾气、易哭闹等。妊娠中期,随着早孕反应的消失,孕妇渐渐适应了妊娠期的变化,怀孕的事实渐渐被接受了,丈夫及家人的体贴与爱抚,使她的心情趋于平静。这时,她的心里充满了憧憬,这是妊娠期最乐观的日子。妊娠最后3个月,孕妇的身体日渐沉重,大腹便便,她不再愿意抛头露面,闷在家里则对分娩是否正常、胎儿是否健康产生种种疑问,情绪变得焦虑起来,多处于烦躁不安的状态,对身心及分娩不利。

孕妇在妊娠期的心态、眼光与孕前不同,她们变得更敏感脆弱,易激动而任性,因而一些小事、小矛盾,在她们眼里则放大了数倍。

另外,孕妇对待这次妊娠的态度不同,也影响着孕妇的情绪。有关专家把孕产妇的态度分为四种类型:①理想型母亲。这种孕妇非常想要孩子,内心对孩子充满了爱,以积极的态度对待妊娠期的困难及分娩时的不适。这样的孕妇是乐观的,孩子将是健康的。②堕落的母亲。这类孕妇认为此次妊娠是一个错误,她们憎恨胎儿,或憎恨胎儿的父亲。这类母亲所生的孩子心理上会出现某种障碍,体重也比正常婴儿偏低。③双重型母亲。这类孕妇周围的亲属都盼望她生育孩子,此次妊娠对家庭来说是件大喜事,但孕妇内心却并不怎么想生。这样胎儿会受母亲的影响,引起精神上的混乱。④冷淡型母亲。这类孕妇的心理状态是不稳定的、杂乱的,她想要孩子,但又往往被其他事情所冲淡。这种情况对胎儿也不会十分健康。

孕妇及其家属应重视不良情绪对胎儿身心发育的影响。对正常人来说,人在情况急剧变化的情况下,除面部表情、身体和声音等外部表现有所变化外,常发生明显的机能变化。特别是植物神经系统,心跳加速、加强,血压升高,血糖增加,血液含氧量也随之增加。同时,中枢神经系统控制下的内分泌腺也发生了变化。孕妇如发生强烈情绪变化,会刺激胎儿。长时期的持续不良刺激,会影响胎儿身心发育。专家认为,新生儿爱哭爱闹,与母亲妊娠期有过长时间的焦虑有关;幼儿神经质与暴躁,可追溯到母亲怀孕时经常发怒或感到恐惧的不良情绪的影响。

>> 爱心贴士

　　孕妇除应注意营养和休息外,还应控制过激情绪,制怒节哀,无忧少虑,应有选择地参加文娱活动,丰富生活。另外,还要使自己的生活,自己的情绪更"外向"一些,不要脱离过去的生活环境,使生活更积极,更充满乐趣。

第三章

孕期胎教保健

宝宝是父母的未来,是父母的希望。每一个做父母的都希望自己的孩子将来有出息、有好的作为。要实现这个理想,与孕期的胎教保健是远远分不开的。所以,准妈妈要为体内的胎儿设计完备的、优良的胎教保健方案。

营养胎教

营养胎教,是根据妊娠早、中、晚三期胎儿发育的特点,合理指导孕妇摄取食品中的 6 种营养素(蛋白质、脂肪、碳水化合物、矿物质、维生素、水)及纤维素,促进胎儿的生长发育。

人的生命从受精卵开始,从一个重 1.505 微克的受精卵,到分化成 600 万亿个细胞组成的重量为 3000 克的完整人体,其重量增加了 20 亿倍(从出生到成人体重仅增加 20 倍左右),这个发育成长的过程全依赖于母体供应营养。

影响胎儿正常发育的因素是多方面和复杂的,但是,孕妇适宜而平衡的饮食对胎儿的健康发育的确是很重要的,且人的智力发育与胎儿期的营养因素息息相关。

蛋白质是智力发育的必需物质,能维持和发展大脑功能,增强大脑的分析理解及思维能力。磷脂增强大脑的记忆力,是脑神经元之间传递信息的桥梁物质。碘称为智力元素。糖是

>> **妈妈宜知**

营养育儿。要讲究孕期母子的合理营养,营养要全面,食品要多样,饮食要有规律,注意摄取足够的蛋白质,特别是优质蛋白质,如鱼、肉、蛋、奶类和豆制品等;增加维生素和微量元素的摄入,多吃些新鲜蔬菜水果及芝麻、花生、核桃、紫菜、海产品、奶类等,并搭配好食物的色、香、味,增加孕妇食欲。如出现孕期反应特别严重或其他消化功能不良的情况,应及时治疗及补充营养类药物,以免发生孕妇及胎儿营养不良的情况。

大脑唯一可以利用的能源。维生素能增强脑细胞蛋白质的功能,等等。

 ## 运动胎教

通过指导孕妇及胎儿进行适宜的体育锻炼,促进胎儿的大脑及肌肉的健康发育,有利于母亲正常妊娠及顺利分娩,称为运动胎教。

运动胎教在漫长的孕期当中必不可少。妊娠期间,孕妇因为内分泌激素的改变,致使动作灵敏度降低,反应也较迟缓。妊娠早期,尤其是早孕反应使精神困乏,全身无力,容易产生疲劳而活动少。妊娠中期,因为全身血液循环量增加及增大的子宫压迫下腔血管而出现头晕及下肢浮肿症状,往往使孕妇产生"不想动"的心理状态。然而,人的功能则是动则盛、惰则衰。只有通过运动才能使人吸入新鲜的氧气,排出身体内的废物,以增强身体的抗病能力。所以,运动胎教在整个妊娠期都显得至关重要。

> **>> 妈妈宜知**
>
> 　　太极拳是我们中国人的宝贝,孕妇不要轻视它。它要求人的精神处于放松和空灵状态。动作柔和、气脉连贯,又比较轻松,没有突兀和剧烈的硬性动作,追求身体内气血的和畅融通,很适合孕妇锻炼,也对孕妇、胎儿极为有利。中国古代胎教注重的就是孕妇气血的融和畅通,认为这样对胎儿成长是最好的。

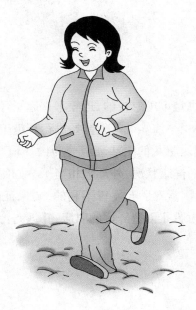

抚摸胎教

抚摸胎儿是胎教的一种形式。抚摸胎教是孕妇本人或丈夫用手在孕妇的腹壁上轻轻地抚摸,胎儿可以感受抚摸的刺激,以促进胎儿感觉系统、神经系统及大脑的发育。

抚摸胎教的方法包括:

(1)每天睡前、听胎教音乐之前进行。孕妇仰卧放松,双手放在腹壁上,捧住胎儿,按从上至下、从左至右的顺序抚摸胎儿,反复 10 次后,用食指或中指轻轻抚压胎儿,然后放松。

(2)妊娠 6~7 个月时,孕妇能摸清胎儿体形,可进行推晃锻炼,即轻轻推动胎儿,使他在腹中散步,这对婴儿发育是非常有好处的。

(3)抚摸胎教要求定时进行,开始每周 3 次,以后根据具体情况逐渐增多,每次时间 5~10 分钟,这样可以使胎儿对时间建立起信息反应。在抚摸时,要注意胎儿的反应,如果胎儿是轻轻的蠕动,说明可以继续进行;如胎儿用力蹬腿,说明你抚摸得不舒服,胎儿不高兴,就要停下来。

(4)进行抚摸胎教时,配以轻松愉快的音乐,会收到意想不到的效果。在抚摸时,应注意胎儿的反应,如胎儿用力踢腿,应停止抚摸。宫缩出现过早的孕妇,不宜使用抚摸胎教法。

环境胎教

环境对孕妇的影响也是不可忽视的,近年来兴起了环境胎教。

对年轻夫妇,在准备受孕前 6 个月就开始进行环境卫生知识指导,以利于优生养胎育儿,称为环境胎教。胎儿的生活环境分为内环境与外环境。内环境是指母体的子宫腔及孕妇身体的健康状况,外环境相当于孕妇所处的外界环境。

为了避免内、外环境因素对胎儿发育不利的,要保证胎儿所处环境"美",孕妇需合理饮食、适度运动,为胎儿创造舒适的温床,并远离污染和噪声。

>> 专家叮咛

　　妊娠第 6 个月,胎儿对光线刺激已经非常敏感。科学工作者在对母亲腹壁直接进行光照射时,采用 B 超探测观察,可以见到胎儿出现躲避反射,背过脸去,同时有睁眼、闭眼活动。因此有人主张在胎儿觉醒时,可进行视觉功能训练。这说明,在胎儿发育过程中,视觉也在缓慢发育,并具有一定功能。

　　训练方法:可用手电筒一闪一灭地直接放在母亲腹部进行光线照射,每日 3 次,每次 30 秒钟,并记录下胎儿的反应。进行视觉训练,可促进胎儿视觉发育,增加视觉范围,同时有助于强化昼夜周期,即晚上睡觉、白天觉醒,并可促进动作行为的发展。

　　在用光照射时,切忌用强光,也不宜照射时间过长。

给胎儿喜欢的声音

　　母亲温柔的声音、风声、流水声、小鸟的叫声等声音与母亲心情稳定时的心跳声和血流声,以上每一种声音都是连成人也会感到心神愉快的声音。人类感到愉快的时候,脑部亦随之松弛。此时,脑部会释出一种脑电波;相反的,紧张时则会释出另一种脑电波。第一种波释出时,脑部会分泌出各种激素,帮助脑部成长;而释出另一种波时,则会抑制脑部的成长。

　　促使第一种波释出的声音,具体来说是怎样的声音呢? 简而言之,有助于胎教的音乐就是促进释出第一种波的声音。例如,听到贝多芬的《命运》交响曲,会导致胎儿的心跳加速,而莫扎特的乐曲则令胎儿情绪稳定。

　　经调查,莫扎特的《土耳其进行曲》声音的频率与能量,均有松弛神经的作用,能促使第一种波释出,使人心脏的跳动缓和,表现出舒适的精神状态。

读趣味高雅的书刊

　　从胎教的角度看,孕妇适宜阅读那些趣味高雅,给人以知识启迪,使人精神振奋,有益于身心健康的书籍。例如,名人的传记、名言,优美的抒情散文,著名的诗歌、游记,有趣的童话故事,艺术价值高的美术作品,以及有关胎教、家庭、婴育知识等方面的书报杂志。

给胎儿音乐熏陶

音乐胎教在我国兴起不久,市场上出现过音乐胎教磁带,引起不少年轻夫妇的兴趣。对音乐胎教的作用和方法有待进一步探索,但可以肯定地说,胎儿能够听到音乐,因为根据对胎儿的听觉产生期所做的确切研究表明,六七个月的胎儿能够听到母体外音乐的声音是毫无疑问的。因此,怀孕六七个月的女性尽可买来音乐胎教磁带,或者选用些优秀的曲目对胎儿施教。至于给胎儿听音乐的好处,更不必怀疑。音乐生理学家们的实验早已证明:进行音乐胎教,对胎儿的身体和将来性格、智力、情感的发展,一般认为是有好处的。

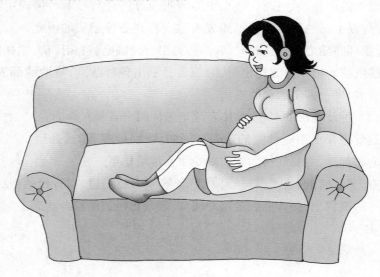

音乐除了艺术上的价值之外,还有各种生理的、心理上的效应。心理学家认为,音乐能渗入人们的心灵,激起人们无意识、超境界的幻觉,并能唤起平时被抑制了的记忆。胎教音乐能使孕妇心旷神怡、浮想联翩,从而改善不良情绪,产生良好的心境,并将这种信息传递给腹中的胎儿,使其深受感染。同时,优美动听的胎教音乐能够给躁动于腹中的胎儿留下深刻的印象,使他朦胧地意识到,世界是多么和谐,多么美好。

从生理作用方面来说,胎教音乐通过悦耳怡人的音响效果,对孕妇和胎儿对听觉神经器官的刺激以引起大脑细胞的兴奋,改变下丘脑神经递质的释放,促使母体分泌出一些有益于健康的激素如酶、乙酰胆碱等,使身体保持极佳状态,促进腹中的胎儿健康成长。

怀孕4个月以后,胎儿就有了听力,尤其是6个月后,胎儿的听力几乎和成人接近。这时就可以选择胎教音乐,放在距母亲1~1.5米的地方给母子同听。这样,音韵可以直接刺激胎儿的听觉器官,通过神经传入大脑,促进大脑发育。声音不要太大,尽量不要把声源放在腹上。

孕妇以听音乐来影响自己的情绪和丰富自己的想象是欣赏胎教音乐最主要的目的。为了能诱导出自己的愉快心情、安定精神和丰富想象,孕妇在欣赏胎教音乐时就要发挥想象力,沉浸到音乐营造出的氛围和意境中,从而将美好的感觉传递给胎儿,促进胎教。

胎儿的运动训练

"生命在于运动",运动可以促进胎儿生长发育得更好。早在第7周开始,胎儿就可以在母体内蠕动了,但这时由于活动幅度很小,因此只能借助仪器才可以观察到。当胎儿发育到16~20周时,活动能力大增,表现多种多样,如吸吮手指、握拳、伸腿、眯眼、吞咽,甚至转身、翻筋斗等。运动使胎儿逐渐强大,这时母亲也感到了胎动。

>> 妈咪课堂

人的触觉、运动觉都可以通过神经来传向大脑。随着胎儿大脑的发育,2~3个月时就出现肢体活动并很快丰富起来,但一般要等4个月后孕母才能感觉胎动。适宜的胎教可促进胎儿大脑的发育和机体的灵敏性。利于分娩,也可带动胎儿运动,促进胎儿身心发育。

胎教理论主张对胎儿进行适当的运动训练,可以激发胎儿运动的积极性,促进胎儿身心发育。我们可以通过对胎动的观察来了解胎儿的健康。现代医学已经证明,胎动的强弱和胎动的频率可以预示胎儿在母体内的健康状况。有人曾对胎动强者和胎动弱者进行观察,直到出生后发现,在宫内活动强者出生后其动作在协调性和反应的灵敏度上均优于出生前胎动弱者。凡是在母体内受过运动训练的胎儿,出生后翻身、爬行、坐立、行走及跳跃等动作都明显早于一般的孩子。因此说,胎儿的运动训练确实不失为一种积极有效的胎教手段。有些孕妇对进行胎儿运动训练表示担心,认为锻炼会伤害了胎儿,其实这种担心是没有必要的,胎儿在 4 个月时,胎盘已经很牢固了,胎儿此时在母体内具有较大的空间。而且羊水环绕着胎儿,对外来的作用力具有缓冲的作用,可以保护胎儿。所以,母亲对胎儿进行运动训练时,只要动作规范、力度适宜,并不会直接碰到胎儿,这一点孕妇可以放心。

重视胎儿的感知觉

胎宝宝在宫内并非一无所知,虽然他们发育还不成熟,但已经产生了多种感知觉。

4 个月末 5 个月初以后的胎儿,出现了听力。他们可以听到外面传入子宫内的声音。日本有一项研究,把子宫内传到胎儿耳朵的声音、母亲的心音和血液流动声用录音机录下来,待胎儿出世后放给他听。婴儿听了录音后会感到安心,并停止哭泣。胎儿在母体内不仅听到了这些声音,而且认真地进行了声音的学习,记住了这些声音,出现了初步的记忆力。

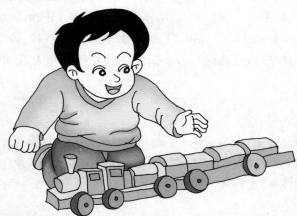

同时,胎宝宝对视觉刺激和触觉刺激也具有灵敏的反应。日本有一项研究是使用强光照射孕妇腹部,结果发现胎儿闭眼侧脸。当摄影灯突然打开发出强光,透过孕妇腹部进入子宫内后,胎儿活动增强。在几分钟适应之后,胎动才开始减弱。

为了了解胎动增强,是否是由于强光照射孕妇腹部所产生的热效应而引起的,研究者用冷光灯照射到孕妇腹壁,发现胎儿同样活动增强。可见,强光刺激胎儿视觉,引起了胎动反应。

胎宝宝的触觉发生较早,2 个月时,胎宝宝就可以对细头发尖的刺激产生反应。4~5 个月时,胎宝宝的上唇和舌头受到触摸,胎儿会产生嘴的闭合活动,如同吮吸一般。如果用小棍触碰胎儿手心,胎儿会紧握手指。碰其脚底,胎儿脚趾会动,膝和髋还会屈曲。

胎宝宝在母腹中已出现了味觉。如果在羊水中注入糖汁,胎儿喝羊水的量增多,生长速度会快一倍。反之,如在羊水中注入味苦的碘,胎宝宝对羊水的吸收速度会显著放慢。可见,胎宝宝的味觉已能分辨味道,喜欢甜味。所以,胎龄为 4 或 5 个月以上的正常胎儿,已经具备了人类基本的感知能力,尤其是视觉、听觉、触摸觉、味觉已经初步建立,并且具备了一定的生存能力。1989 年,英国一个名叫洛卡亚的胎儿,胎龄仅 5 个半月就由母亲早产而降生,在医生的精心护理下,竟奇迹般地存活下来了。因此,不可低估胎宝宝的发育潜能。

在妊娠期间,采取适当的方法和手段,有规律地对胎儿的听觉和触觉实施良性刺激,通过神经系统传递到大脑,可促进胎儿大脑皮质得到良好的发育,不断开发其潜在能力。

勿忽视与胎儿对话

与胎儿对话,一般从妊娠 3~4 个月时开始,每天定时进行对话,每次时间不宜过长,应在自然、和谐的气氛中进行。对话的内容不限,例如,早晨起床前,轻抚腹部,说声:"早上好,宝宝。"打开窗户告诉胎儿:"哦,天气真好!"吃早餐时,可以边咀嚼边说:"妈妈吃的是鸡蛋,好香哦!"上班走在路上,可以把路上见到的景色讲解给胎儿听。晚上睡觉前,可以由父亲轻抚孕妇的腹部对胎儿谈话:"哦,宝宝。爸爸来看你了,你的眼睛一定长得像妈妈,好漂亮啊! ……再见!"最好每次都以相同的词句开头和结尾。这样循环往复,不断强化,效果比较好。

注意胎教时期夫妻感情

感情融洽是幸福家庭的一个重要条件,同时也是优生和胎教的重要因素。在幸福和谐的家庭中,受精卵会得到良好的生长环境,健康顺利地成长,生下的孩子往往健康聪明。反之,夫妻感情不和睦,彼此间长期的精神刺激,过度的紧张、忧郁、抑郁,则会使大脑皮层的高级神经中枢活动受到障碍,可引起一些疾病,并直接影响到胎儿。现已证实,母腹中的胎儿对来自外界的刺激是有反应的,孕妇所感觉的事物都可影响胎儿。据报道,在孕早期,夫妻之间经常争吵,孕妇情绪极度不安时,可引起胎儿唇腭裂等畸形。

> **>> 妈妈宜知**
>
> 在孕晚期,如果夫妻感情不和,精神状态不好,则可增加胎动次数,影响胎儿的身心发育,而且出生后往往烦躁不安,哭闹不止,睡眠差,消化功能不好,严重时,甚至危及婴儿的生命。

孕妇要提高自身修养

胎宝宝是由母亲孕育出来的,孕妇与胎儿不仅血肉相连,而且在心理上也有着微妙的天然联系。孕妇的一言一行、一举一动都将对胎宝宝产生潜移默化的影响。在我国古代就十分重视并强调孕妇的个人修养,主张"自妊娠之后,则需行坐端严,性情和悦""常处静室,多听美言,令人诵读诗书,陈说礼乐,耳不闻非言,目不观严事""如此则生男女福寿敦厚、忠孝贤明,不然则生男女鄙贱不寿而愚顽"。这就是说,酗酒、嗜烟、爱搬弄是非、没有修养的妇女,是不会孕育出智力超群、身心健康的孩子的。不难想象,一个具有良好文化修养和生活情趣、不怕困难、生活乐观的女性与一个经常出入赌场、酒会,看低级书刊,听震耳欲聋的摇滚乐,和令人咋舌的嗜酒的女性孕育出的胎儿,必然会有很大的差别。

> **>> 妈咪课堂**
>
> 要加强文化修养。文化修养给人以内心世界的美,孕妇应当培养自己广泛的兴趣,如有计划地阅读一些有益身心健康的文学作品、知识读物和文学传记,品评精美的摄影、绘画作品,欣赏优美的音乐,以获得知识的源泉。这样不仅可以陶冶孕妇的情操,感受到生活中旺盛的生命力,还可以产生美好的联想。

因此,为了更好地承担起胎教的重任,使孕育中的胎儿充分感受到美的呼唤,

每一个孕妇都应从自己做起,从现在做起,努力提高自身的修养。大致可以从以下几个方面入手:

(1)提高自身素质。基点是自尊、自爱、自重、自强。也就是说在心理上,要相信自己的力量,勇于战胜自己;在人格上,要尊重自己,保护自己的尊严;在事业上,要有志气,奋发向上,有所作为。

(2)加强文化修养。文化修养给人以内心世界的美,是人生的无价之宝。可有计划地阅读一些有益于身心的文学作品、知识读物以及人物传记,品评一些精美的摄影、绘画作品,欣赏一些优美的音乐等,以获得知识的源泉。

(3)培养健康的生活情趣。充实自身的精神生活,热爱大自然,热爱人生。

(4)养成良好的习惯。这是良好的精神修养的外在形式,要从一点一滴的小事做起,如服饰要整洁,言谈要文雅,声调要柔和,举止要端庄,等等。

第四章

科学胎教

　　科学胎教的基础,首先是有计划地怀孕。无论是传统胎教还是现代胎教,都反复强调着"胎教不是一门生产技术,而是一种心理准备和生活态度"。夫妻在孕期进行科学的胎教,从胎教的角度来看,这无疑是孩子成长的一个最好的开端。

🕐 胎教第一阶段

　　胎教第一阶段指怀孕1个月的胎教。

　　大多数年轻的准妈妈知道自己体内正开始孕育一个新生命的时候,那种兴奋和喜悦的心情是无法形容的,这时孕妇的情绪是积极向上的。然而,也有少数孕妇由于某种原因对怀孕产生紧张、焦虑不安的情绪。

　　临床医学和胎教学证明,孕妇的这两种情绪都会对胎儿产生直接的作用,表现在胎儿身上出现两种不同的状态,前者使胎儿安静、舒适,促进良好的发育,后者会使胎儿发育缓慢,甚至发生流产。要使你的孩子聪明、健康、活泼、漂亮,母亲必须要创造一个良好的胎教心境。也就是说,在妊娠期间,孕妇要始终保持心情愉快,这是进行胎教的第一课。要想做到这一点,孕妇除了要克服孕期出现的不良心理状态外,还需要整个家庭成员,尤其是丈夫的关怀。这几方面共同配合才能使胎教顺利地走上轨道。下面我们便针对这几方面加以阐述。

孕妇自己要消除不良情绪

　　由于妊娠会引起母体发生一系列特异性生理变化和心理变化,所以要马上采取措施,调整心理变化而达到新的平衡。

　　日本上智医院阿部顺一教授指出,智力超群、身体健康的婴儿,多降生在父母情投意合、相互体贴关怀的家庭中,很少会出生在嗜好烟酒、经常吵架和缺少修养的夫妇家庭中。

>> **专家叮咛**

　　丈夫的言语和行为对妻子的情绪有着直接的影响。在妻子怀孕期间,如果丈夫能倍加关心体贴的话,夫妻之间感情不但会进一步加强,而且还会给妻子一种良好的心理刺激,令妻子大脑皮质功能和机体免疫功能增强,这种感觉会使母体内不断地产生促进胎儿良好发育的激素。

家庭其他成员对孕妇情绪的影响

　　怀孕后的妇女对来自家庭其他成员的态度是敏感的。因此,家庭每一个成员对孕妇产生的情绪必须加以注意,应多给予一些理解和帮助,说话要和蔼可亲,对孕妇的衣、食、住、行都要表现出极大的关怀,让她多感受一些大家庭给予她的温暖和爱护,有利于消除妊娠带给她的不安心理。

科学公正地看待胎儿性别

　　孕妇怀孕后,胎儿的性别是许多家庭的热门话题。许多人都抱着封建残余、重男轻女的思想,把生女不生男的"罪"归咎到女性身上。于是,丈夫公公婆婆小姑白眼口水轮番轰炸甚至离婚。生活在这样的文化氛围内,有些怀孕的女性自然而然地会产生无形的压力。其实,生男生女是由丈夫(其精子中的染色体比例)决定的。不要在胎儿性别上给孕妇增加压力,使其造成很大的精神负担,结果是起了反作用。

　　为了胎儿的身心健康、聪明、活泼,要给孕妇一个温暖、和睦的家庭环境,人人关心她、爱护她,给她创造一个良好的胎教心境,这是所有家庭成员责无旁贷的。

胎教第二阶段

　　胎教第二阶段指怀孕 2 个月的胎教。

　　从胎儿成长和母体变化中,可以看出,这个阶段存在着许多不利于母胎健康的因素。然而,这也正是培养胎儿坚强性格的好时机。准妈妈一定要抓住这个有利的时机,要在丈夫的不断鼓励与帮助下,以顽强的精神战胜困难。那么母亲的这种精神就会潜移默化地影响到具有感知能力的胎儿,使其和母亲一同与各种不利因素抗争到底而获得母子平安。

这个阶段的胎教,功劳归于作为准妈妈的妻子,"苦劳"却要属于丈夫了。那么,丈夫究竟需要做些什么呢?

体现男人温柔一面

由于这个月是妻子感到最难熬的关头,她在精神上和生活上尤其需要丈夫的关心和照顾。作为丈夫,便要通过自己温柔体贴的语言和行动给予妻子战胜痛苦的力量,使胎儿从中受到教育。例如,当妻子因孕吐不想吃饭时,丈夫就要选择妻子平时最喜欢吃的而且具有营养又易消化的东西,使出你最拿手的绝活给妻子准备一顿可口的饭菜,给她一个意外的惊喜。当你的妻子看到丈夫端来热气腾腾的自己喜欢的饭菜,再看看忙得满脸流汗而仍然面带微笑的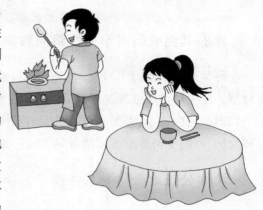丈夫时,一种感动之情会油然而生。这时,妻子可能会产生一点儿食欲,但丈夫不要忙于让妻子吃。首先要告诉她,这顿美餐一半是给你的,另一半是爸爸送给宝宝吃的,但要借妈妈的嘴代爸爸送给宝宝去吃,所以,妈妈一定要替宝宝将这顿美餐吃下去哟!

当妻子听到后,一定会心情愉悦。这时胃肠功能在神经的调节下,活动增强而产生食欲,在这种良好的情绪下进餐,有利于食物的消化吸收,然后再通过血液循环将这些营养物质由胎盘输送给胎儿。你的小宝宝"吃"到了爸爸为他做的营养丰富的美味佳肴,会在妈妈的肚子里高兴地说:谢谢爸爸,我会吃得很胖很强壮,很快长大的。这样,妻子在你的关心、体贴下战胜了痛苦,愉快进餐。同时,胎儿从母亲坚强的性格中受到感染,岂不是皆大欢喜了。

进行精神刺激教育

许多专家证明,胎儿的性格在很大程度上决定于他的生活环境及来自外界的刺激。因此专家们认为,对胎儿也要适当提供一些丰富的神经、精神"刺激",这对塑造胎儿的性格有益。因此,丈夫要为他的宝宝准备好充分的课程,适当地给予妻子小小的精神上的刺激,使其产生小小的情绪波动,那么胎儿就会敏锐地感觉到,而从中得到锻炼。不过精神刺激教育属于方式比较特殊的教育,丈夫在实施前要注意以下几点事宜:

1. 注意保密

授课内容不能让妻子知道,只有在妻子毫无准备的状态下才能产生效果。如果妻子已经知道了授课内容,心里已经有了准备,就不会产生情绪波动,那你准备的课将前功尽弃。

2. 把握火候

施教必须在妻子心情最佳状态下进行。如果在妻子心情不好时授课,会增加妻子的烦恼,反而不利于胎教。

3. 掂量分量

给予妻子精神上的刺激,只能是小小的,绝不可过于强烈而伤害了妻儿。

下面举个例子以供丈夫们参考:在空闲时,当你的妻子心情不错时,你开始和她开个玩笑,你可以说:我发现你越来越难看了,瞧这一脸的"锦上添花"(妊娠斑),真难看。你的妻子听到后一定会生气,因为任何一位女性都希望别人赞美自己漂亮,决不会在别人嘲笑自己的长相时无动于衷的,包括她的丈夫在内。所以,她一定会反唇相讥的。这时她的情绪已经出现了变化,体内的化学物质也在发生变化。你一定要注意观察她的反应,见好就收,不要让妻子不良的情绪持续太久,否则会弄巧成拙的。

看到你妻子生气的样子,你可千万不能无动于衷,或者自得其乐;你必须一脸无辜地说:"其实这不能怪你呀! 这完全是我们的宝宝在作怪,把漂亮的妈妈搞成这样。"这时你抚摸着妻子的腹部如同对胎儿讲话:"等你出生后,老爸可要找你算账的哟,你可要快快长大蹦出来,早一点儿把美丽的妈妈还给老爸。"妻子听到了你的这番话,一定会转怒为喜,那么夫妻二人是在愉快的情感交流中为宝宝上完了课。

>> 专家叮咛

在妻子妊娠期间,丈夫可以让妻子与久别的朋友们欢聚;参加社交活动,调解同事、邻里间的纠纷;或者带妻子观看表演等。使你妻子的心情出现短暂而适度的各种变化,这些恰恰给胎儿创造了丰富的精神生活,从中锻炼了性格,陶冶了情操。

胎教第三阶段

胎教第三阶段指妊娠3个月的胎教。

第3个月是胎儿各器官发育最旺盛的时期,因此,在这个时期孕妇的日常生活有规律,才能促进胎儿各器官更好地发育成熟,同时,还可以培养胎儿良好的生活习惯。

要知道,有规律的生活也算是一种胎教。

首先,你要为自己整个孕期的生活起居制订一个作息时间表,然后,每天按表行事,养成有规律的生活习惯。有的孕妇因怕劳累而什么事情都不做,经常躺着,这样反而对身体健康不利,会使你内脏的功能因运动减少而松弛,造成食欲减退、精神萎靡、失眠,甚至容易出现烦躁不安等症状,这会使胎儿发育受到影响。同时,你不良的举动也潜移默化地传递给胎儿。因此,有些专家称这个时期是培养胎儿习惯的关键时期。要求早孕期

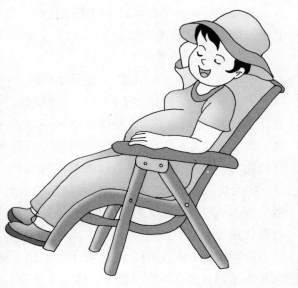

孕妇,一定要有一个良好的生活习惯,这将会影响到胎儿一生的习惯。另外,活动减少还可以使孕妇发生肥胖或因肠蠕动减慢而引起便秘。因此,适当的运动还是必要的,但要尽量避免持重物或弯腰捡东西等,因为这样会直接损伤胎儿的。

晚上睡眠对孕妇来说是很重要的,这不但涉及母儿的健康,还与胎儿的习惯形成关系密切。如果这时母亲经常熬夜破坏正常的生活规律,那么你的胎儿出生后,也会养成这种不良的习惯,且经常哭闹。这一事实早已被科学家们所证实,因此,孕妇一定要有规律的生活。一般情况下,孕妇每天晚上睡足8小时即可,但如果出现特殊情况,例如,近来身体虚弱,或白天过于劳累,午休时没有休息好,可将睡眠时间适当延长。睡眠姿势早孕期最好采取仰卧位,并抬高脚部,使血液流畅,预防腿部浮肿。

胎教第四阶段

胎教第四阶段指妊娠 4 个月的胎教。

怀孕第 4 个月时，在羊水中的胎儿，由于少受重力影响，所以行动如太空人般自由。大小约 18 厘米，头部偏大。胎儿的内脏等器官也越来越接近完成阶段，外表和构造逐渐呈人形。

这时候，胎儿的手脚不仅可以做不规则的活动，有时也会用一只手或双手触摸自己的脸，或是头部上下摆动。这一连串的活动，可以让孕妇真实感觉到自己腹中孕育的小生命。

由于胎儿的运动开始活泼，因此也就需要更多的从母体中摄取营养，而且从这个阶段开始，进食不仅为了胎儿，同时也是为了母体本身。饮食必须"重质不重量"，如果吃得很多，可是营养不均衡，吃进去的食物就不容易被消化吸收。

>> 妈咪课堂

胎儿脑细胞数量的增殖和所供给的蛋白质、核酸及一些辅助营养素是否充分有关；而脑细胞结构分化的好坏，又与对胎儿的各种信号刺激的有无以及信号本身性质有关。如噪声刺激胎儿，可使胎儿出生时低体重及大脑细胞数量不足。

所谓的"均衡营养"，包括蛋白质、碳水化合物、脂肪、无机质、维生素等营养素，可以从各种食物中获得。

不能只吃鱼和肉或事物太单一，要充分食用蔬菜、水果、海藻等食物，不要因为喜欢吃某种食物，而养成偏食的习惯。特别是形成胎儿血液、肌肉、骨骼的钙、铁等元素，由于需求量日益增加，所以要多食用这类食品。维生素和钙质均有助于骨骼的形成，其中所含的维生素 D 应比一般食物含量高约 4 倍。

此外，这个月仍要继续听音乐进行胎教，一方面给胎儿听，另一方面更重要的是要给母体听，目的是要令孕妇精神安宁，情绪平稳，以给胎儿一个美好恬静的内环境。

此阶段的胎教方式大致可分两种：

加强与胎儿精神上的联系

怀孕妇女多半在本能上都了解加强与胎儿精神上联系的重要性。临床心理学家克莉丝汀·樊迪卡博士曾经做过一项实验，就是将正在孕育胎儿夫妇的分为两组,一组为定期跟胎儿沟通,一组则没有。

结果显示,定期与胎儿沟通的母亲,能更深入地了解自己和孩子,而且母亲的情绪稳定,胎儿也比较乖巧。

关于这一点,有相当多的实例足以证明。例如,怀孕中的母亲唱歌给肚子里的宝宝听,经常唱的那首歌将会对孩子发挥惊人的效果。出生后即使孩子哭得再厉害,只要听到妈妈唱这首歌,马上就停止哭闹。

总之,加强和胎儿精神上的联系,可以引导你想象胎儿的情形,甚至连胎儿心脏的跳动都能感受到。然后你跟胎儿之间,便会产生传递爱意的精神回路。

利用想象力

首先要确定几分钟内不会受到干扰,然后采取轻松的姿势,做放松练习,接下去再做这种胎教练习,效果会更好。

1. 想象肚子里的宝宝

现在,将你的手放在已经隆起的下腹部上,然后一边看着肚子,一边想象肚子里的宝宝。手要轻轻地抚摸肚子,同时想象自己的爱和活力正一波波地传递给胎儿。

2. 想象胎儿的身体

小小的十根手指,以及十个脚趾,大大的头和细致的脸。宝宝徜徉在温暖的羊水里,嘴巴一合一闭,甚至连眼睑都在跳动……

正在你肚子里孕育成长的生命,是没有任何东西可以代替的宝贝,你应该能感受到才对。

3. 用心感受你与胎儿的联系

现在,用心去感受自己的心脏与胎儿的心脏正以相同的节奏在跳动。暂停一下呼吸,倾听胎儿的心跳声。

再试一次看看。一面感受自己心脏的跳动,一面聆听自己呼吸的声音:吸气、吐气、吸气、吐气。把手掌搁在肚子上,感觉自己将关爱与活力一波波地传递给宝宝。

最后,集中注意力,再慢慢将视线转移到熟悉的家具上面。你一定能拥有温暖而平稳的心情。在怀孕第 4 个月时,每个星期至少要做 1 次,每次 2 分钟。

胎教第五阶段

胎教第五阶段指妊娠5个月的胎教。

此时胎儿的神经系统、感觉系统开始发达,脸部肌肉会动,头部可左右摆动,仿佛在寻找什么,肝脏开始制造血液,全身长有胎毛,头发、指甲开始成长。在这种情况下,孕妇体重会日渐增加。

因此,这个阶段特别要注意营养的摄入。但是,摄取过多的营养,会造成过度肥胖,而且会随着产期的接近,对胎儿的发育渐渐产生障碍。

过度肥胖的孕妇会患糖尿病或妊娠毒血症,影响胎儿健康。糖尿病和妊娠毒血症,均需及早发现与治疗,才能生下健康的宝宝,这是特别需要注意的。

在胎教上,最好是每天听音乐,因为进入第5个月后,胎儿的听觉能力逐渐开启,能从不同的声音中辨识出母亲的声音。此时多放音乐可使胎儿感到安心,脑发育上能得到更多良好的刺激。这个月也可以给宝宝讲故事、说话,但注意一次只讲一个故事,或只说一两句话。每天重复,看看宝宝在腹中有无反应(例如踢动双腿),没有反应也无妨,目的是要刺激胎儿对声音和语言的感应。

> **>> 妈妈宜知**
>
> 胎儿的记忆能力尽管很微弱,但确实存在,并足以形成胎儿的个性。胎儿的记忆力使胎儿能在胎内学习。有些儿童明显地对胎儿期母亲反复接触的事情表现出接受力强,甚至有人能记起胎儿时期的情景,可说明妊娠期胎儿记忆力的存在。

讲故事的方法

每天讲故事或念诗给肚子里的宝宝听,会使他感到安心、高兴。而重复说同样的故事,会培养胎儿敏感的语言意识、对事物的好奇心以及了解家人对他的关爱。

先选择你喜欢的童话故事一则,或适合孩子的诗两首。选择的标准以内容丰富、情节生动而快乐的为主,最好是充满爱与祥和的情景,避免暴力和煽情的题材。

此外,必须花10分钟以上才能念完的长篇故事,也不要列入考虑范围,因为过不了2~3天,你就会懒得去读它。所以,最好选择有插画的短篇故事。你可以和你先生选择相同或不同的故事,然后,每天轮流念给宝宝听。大约经过一个月,就可以观察到孩子是否对某些语句有特殊的反应。

比如,你讲故事的时候,宝宝是不是很乖?有没有出现讲到某些特定语词时胎儿就踢你肚子的情形呢?当然,这并不意味着他能理解句子的意思,或许是对音调有不同的感受吧!

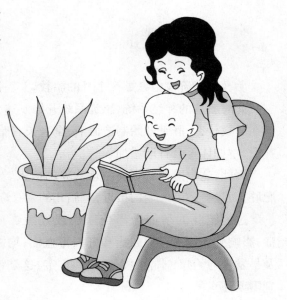

换个故事看看,孩子的反应会不会起变化?而对于你和丈夫的声音,孩子的反应是否有所差异?

但是,不必过分期待孩子的回应,更不必为孩子没有回应而担心。只要坚持去做,每天传入子宫的声音,必然会一点一滴地提高胎儿对语言的感受能力。

说话的方法

每天跟肚子里的宝宝说话,乃是重要的沟通方式之一。无论何时何地,只要是心里想到的事情,都可以跟宝宝诉说。

> **>> 专家叮咛**
>
> 胎儿的爸爸或哥哥、姐姐想要跟他说话时,也应该尽量鼓励他们。丈夫不在家时,可以事先录一盒录音带,这样宝宝就可以随时听到爸爸的声音了。

唯一要把握的是,不论告诉孩子什么,都必须将你和你先生对宝宝永恒不变的爱,确切地传达给宝宝,让他知道。

工作压力太大时,日子过得不顺心时,生活拮据时,都可以试着和宝宝说说话:"今天实在太累了,所以才懒得动,绝不是因为你的缘故。我一直很期待跟你见面啊,亲爱的宝宝!"

用慈祥而真诚的语气,以及浅显易懂的语句跟宝宝说话,绝不可以粗鲁或大声叫喊。

如果在外面说话不方便的话,也可以改成心中默念的方式,不说出声来。

胎教第六阶段

胎教第六阶段指妊娠6个月的胎教。

此时胎儿骨骼已经发育得很好了,毛发在增加,眉毛和睫毛已经长出来,由于没有皮下脂肪,所以看起来很瘦。

随着胎儿的成长,羊水也在增加。羊水多了,胎儿才能自由移动位置,也才容易翻身。

这个阶段的初期,胎儿会喝下含有自己皮肤表层组织脱落的羊水,经过肠的过滤,然后,在已经开始工作的肾脏中,经过一连串的运转,又变成干净的尿液,排入羊水中。

在这个月,胎儿状态较为安定,所以孕妇可进行简单的运动,使未来的分娩过程更为顺利。适度的运动对胎儿非常重要,可以说,除了继续听音乐胎教外,这个月母亲适量运动可以避免肥胖,以帮助将来能顺利分娩。适量的运动应作为这个月的部分胎教内容。

妊娠中的运动,不仅对安产有帮助,也能有效地转变孕妇的心情。运动能充分地摄取氧气,胎儿的脑即会因为充足的氧气而变得更加活泼。

触觉式胎教

触觉或胎教最大的好处是可以感觉到和宝宝享受肌肤之亲。

作为怀孕的母亲,感觉肚子里的宝宝在动,这种喜悦是不可言喻、无可取代的。

在怀孕大约6个月时,胎儿用脚踢母亲肚子或翻转身体、改变方位的动作都比以前强而有力。这是因为孩子长得比较大,所以他的活动也更容易传达到母体。

从胎儿本身来说,即表示其触觉及运动官能比以前更发达了。孩子在母亲的肚子里,慢慢体会触觉并学习肌肉的活动。

从此以后,不但你摸肚子时可以将信息传递给宝宝,同时,也能直接感受到宝宝的反应,进入双向沟通的阶段。

根据最新的研究报告显示,在母亲腹内曾接受温柔爱抚的初生婴儿,不仅仅具有精神上感受被爱的意义,同时,对婴儿的发育也有正面的影响。

想要通过触觉与胎儿沟通,首先必须感受到胎儿的活动。做触觉式胎教,可按如下方式进行:

身体横卧,把一只手放在肚子上,集中精力去感受胎动,甚至数一数胎动的次数。每天早晨起床前或晚上入睡前做一次。

不同的胎儿,其活动的情形当然有很大的差异。有些怀孕妇女能明显感受到胎动,有些则几乎毫无感觉。

你的宝宝的活动情形,也许像足球队员那么有力,但也可能像蜻蜓点水那么轻盈。你的感觉也许是轻轻的100次振动,也许只是10次的重力撞击。

无论如何,这只是生理上的个别差异,跟宝宝或你的健康状况没有什么关系。即使孩子在你的子宫里表演起特技来,也没有关系,只要每天都能感受到一点儿活动,就可以视为正常。

舞蹈式胎教

要与胎儿沟通,规律的动作和舞蹈可说是最有效的方法。舞蹈不仅会为孩子带来刺激,对孕妇本身也有好处。配合音乐来活动身体,可以让心中的感情向外抒发,造成心理安定的效果。

>> 妈咪课堂

胎儿在6~7月时,开始能细微地辨别母亲的态度和情感,并对其做出反应。虽然他们无法用语言表达,但他们能够领会。在胎儿感到舒服时,他们有喜悦的表情;当情绪不佳时,则无精打采。母亲在妊娠期,长期情绪不佳,对婴儿性格心理产生影响,而暂时的、短期的恐惧、愤怒不会给胎儿的躯体和精神产生危害。不少婴儿、儿童有精神心理缺陷,这与母亲孕期情绪有关。当孕妇突然受到惊吓时,下丘脑会即刻发出指令,随后脉搏加快、瞳孔放大、手心出汗、血压升高。孕妇长时间持续这样的状态,当然会改变胎儿正常的生物节律。

事实上,确实有人利用舞蹈来达到心理治疗的目的。

跳舞能令人感受到强烈的喜悦,并直接将感觉传达给肚子里的孩子,所以孕期跳舞是值得鼓励的。

当然,所谓的舞蹈并非迪斯科式的激烈舞步,而是配合缓慢的音乐来摇摆身体。不必遵照正确的舞步,也不必选择固定的音乐,只要能达到规律地活动身体的效果就可以了。

胎教第七阶段

胎教第七阶段指妊娠 7 个月的胎教。

在这个时期,胎儿对声音感应的神经系统,已经接近完成阶段。这时胎儿越来越大,几乎要碰到子宫壁,由于母亲腹壁变薄,所以胎儿可以听到外界的各种声音。

刚出生的婴儿,如果哭得非常厉害,只要把他放在母亲怀里(让他听母亲的血流脉动和心跳的声音),倾听母亲的说话声,就可以立即停止哭闹。

这种做法,其目的是要再度唤起婴儿在子宫内的安全感。

低温以及有刺眼光线的新世界,对刚出生的婴儿而言,非常陌生。此时,只有母亲温柔的声音,才可以抚平宝宝惊惶的心。

根据最新的报告显示,7 个月的胎儿已有进行"条件学习"的能力。

事实上,在这个时期诞生的婴儿,多半都能顺利成长,可见其成熟度已经到达相当高的程度。

什么是条件学习呢? 要说明这点,最好举个实例比较容易理解。

现代科学家曾经做过一项实验,就是以有抽烟习惯的孕妇作为研究对象,证明母亲抽烟对胎儿的影响。

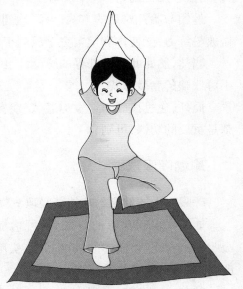

研究结果显示,胎儿在发觉母亲想要抽烟之后,精神就会紧张,并以心跳增加的形态表现出来。

也就是说,母亲的抽烟尚未付诸行动,7 个月的胎儿在意识到这项信息时,就能感知随之而来的生理症候,把抽烟将影响自己的不快感,先行反映出来。

这个例子可以解释为:当胎儿"学习"到母亲给他抽烟这个"条件"时,他必须要采取反应。这就是所谓的"条件学习"。

由以上的例证可知,想要驱使这个时期的胎儿去感受声音,并发挥想象力,必须用充满爱意的肯定态度来进行沟通,才是正确的。

交流式接触

妊娠第 29 周到产后 28 天,是母子关系最密切的阶段,这种关系可借由肌肤之亲或对话更显亲密。

为了使宝宝顺利成长、发育,母子之间的接触是十分必要的,这是一种精神的、心理的情绪反应,可以使宝宝更爱妈妈、妈妈更疼宝宝,这种相互作用也能决定孩子未来的性格发展。

7 个月的胎儿,已经能感受到母亲的精神状态而加以反应,所以不必使用语言,也能和胎儿沟通。

运用与胎儿对话的方式,可以达到语言沟通的目的。然而,一边听音乐,一边做放松练习,能使你和宝宝完全浸润于安定的状态,进入"无言的交流"的境界。

当然,胎儿此时对外界的感受性也在不断提升,你跟他说话、唱歌或共舞,也是不可或缺的胎教方式。

此外,通过按摩与宝宝沟通、定期实施精神松弛练习、写日记、和丈夫谈心等,都是重要的功课,可别忘了!

瑜伽呼吸法

呼吸对人体健康的功能是吸取氧气,排出二氧化碳。

如果采用深呼吸的方式,则可增加氧气的吸收,一旦我们血液中的氧增多了,头脑便会清醒得多,人也觉得精神得多。

其实,瑜伽呼吸法就是另一种形式的深呼吸法。瑜伽呼吸法可以用来达到松弛精神和加深与胎儿的联系的作用,怀孕 7 个月时,可以采用。

> **>> 爱心贴士**
>
> 瑜伽的完全呼吸法,不仅提供了大量的氧气,更能促进血液的带氧量,使血液得到净化。同时,它增加了人体对于感冒、支气管炎、哮喘以及其他呼吸道系统疾病的抵抗力。

印度的瑜伽,就是运用各种巧妙的呼吸形态,来达成自我设定的物理上、情感上及精神上的目标,以进行奇迹般的各项技法,诸如,自由控制心跳、体温,忍受饥饿及痛苦等。

现代的科学家证实,具有节奏及规律的呼吸,可以摄取更多营养素进入血液,促进全身的活性化。因为,规律的呼吸能使头脑清醒,肺部功能提升,养分便能迅速传至身体的细胞中。

　　瑜伽专家为怀孕妇女设计了一套有效的呼吸法。定期施行的话，可以达到精神松弛的目的，而且能加深与胎儿之间的联系。

　　进行这种呼吸练习，会使母体和胎儿的血液中氧气浓度增加，所以，你和宝宝的活动也会比较活泼，但如果感觉活动过度的话，可以停止练习。

　　分两个步骤做：

　　1. 想象阶段

　　用最舒服的姿势坐下来，把一手放在肚子上面约20厘米的地方，用眼睛注视腹部，想象胎儿在里面的模样。

　　想象胎儿小小的身体、小小的脸和脸上纤巧的造型，及在温暖的羊水中，眼睑一开一合的情形。

　　接着站起身来，把两手放在肚子上，想象胎儿的肚子往前凸，然后吸氧，肚子跟着往后缩，然后吐气。

　　重复这一套动作。记住，这个练习的重点是要加深你与胎儿之间的联结。

　　所以，在进行2～3分钟，就要一边轻微摇动腹部，一边集中精力，想象胎儿与你一心同体。

　　2. 呼吸阶段

　　现在闭起眼睛，试着一边吸气，一边想象你的身体化为一条长长的隧道，让吸进来的气体化作一阵春风，轻轻按摩宝宝的身体。

　　用鼻子吸气、嘴巴吐气，并想象放在肚子上面的双手正抱着孩子，轻轻抚摸、轻轻摇晃。

　　接着将吸气、吐气的动作，调整为5秒1次。每次吸气时，都要用心去感觉氧气通过鼻子，进入肺部，然后传送到胎儿身上的情形。每次吐气，则想象完成任务的废气完全排出身体。

 ## 胎教第八阶段

　　胎教第八阶段指妊娠8个月的胎教。

　　8个月的胎儿，在羊水中自由自在地活动，并迅速地成长，大脑发育也日渐复杂、成熟，这时，母亲可以给胎儿传授一些简单的知识。

　　通过讲故事、弹琴、听胎教磁带等活动提高胎儿的智力。

　　虽然，胎儿此时还不懂妈妈讲授的内容，但能通过声音的波长和频率，产生直接的记忆,接受母亲的情感。

所以,这个时期是全部吸收时期,可谓胎教的"尖峰时刻"。

在这个时期,要强化胎儿记忆训练。胎儿记忆训练有三种,第一种是语言,第二种是音乐,第三种是咀嚼。

>> **妈妈宜知**

实施语言胎教时,应注意以下要点:

避免讲脏话、粗话和吵架,而应使用有礼貌、有修养的优美语言。并且,说话声音轻柔、缓慢。使胎宝宝感受父母之间和谐的情感和父爱、母爱的伟大。

丈夫可把双手放在妻子腹部,同胎宝宝讲话,同时抚摸妻子腹部。

尽量做到语言胎教的"视觉化",也就是要将鲜明的图画、文字变成影像,印刻在脑海中,尽量将所讲的内容生动、形象地描述给胎宝宝听。

讲故事时,要集中精力,保持平静的心态,尽量使讲故事的时间保持连续与固定,并反复讲同一则故事,以增强胎宝宝神经系统对语言的敏锐性。

语言训练

胎儿这时距离出生已经不远了,身体和大脑发育非常迅速。所以,这个阶段的胎教内容应该是有关对生活的认识能力的教育,也就是说应该进行语言的训练了。因为,语言在人的一生中起到极为重要的作用,人与社会相适应,人与人之间相互沟通都离不开语言。更重要的是,语言可以开发智力,一个人的语言表达能力往往可以反映出他的智商。

由此可见,从胎儿起,打好语言基础,对他将来有着多么重要的作用。

语言训练包括 5 个方面:日常性、形象性、动作性、理解性和系统性。

1. 日常性

主要与胎儿讲一些生活中常用的语言,最好母亲也来参加。

这类语言比较简单,通常在轻松、愉快的气氛中,对胎儿进行讲话,一般来说,胎儿比较容易接受。

例如,早晨起来爸爸对着胎儿讲:"早晨好,小宝贝(或叫他的小名),你也该起来了。"

于是抚摸妻子的腹部。如同在唤醒一个贪睡的小懒虫。白天其他时间也可以经常问问宝宝:"今天好吗?"等等。

2.形象性

妈妈想象着胎儿出生后,可能看到什么,或接触到什么,一面想着每一种事物的形象,一面教给你的宝宝。

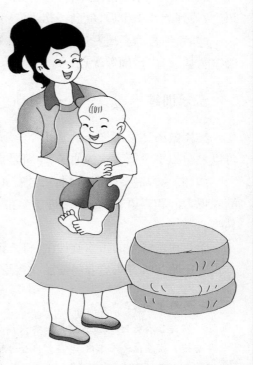

比如告诉他:"我是妈妈。"

语速要慢,然后将每个字分开来说:"我、是、妈、妈",反复数遍,然后,再教你的宝宝认乳房,妈妈一边摸着乳房一边说:"乳房。"

再分开每个字说,"乳、房",再把乳房的柔软告诉他:"柔、软"。

此时,妈妈的心情是愉快的,想象着宝宝正在吸吮着香甜的乳汁。

妈妈教完后,爸爸也要告诉宝宝:"我、是、爸、爸",如此重复数遍。

3.动作性

母亲每讲一个字,便用动作在腹部进行表示,如用手指轻轻地敲打着腹壁,告诉胎儿:"小宝贝,这是敲。妈妈在轻轻地敲你。"

或者教胎儿"摸"字,母亲同样用手抚摸着腹壁,告诉胎儿"这就是'摸',妈妈在轻轻地抚摸着小宝贝呢!"反复进行数次,还有"拍""摇""压"等动词都可以教,但要求父母所示教的动作,一定要准确,以免胎儿领会错了。

当然,动作一定要拿捏到位,千万不能因此而对胎儿造成不良的影响。

4.理解性

这一类词如:口、鼻、爱、冷的、热的、黄色、红色、白色、好吃等,一个字一个字地说,不管有多么难,只要爸爸、妈妈有兴趣,有耐心地教,胎儿就会愉快地接受。

5.系统性

具体内容父母可以自己收集,或自己编写一些比较形象、简单、内容有趣的童谣,或者采用胎教儿歌磁带,这样效果更佳。

以上5种语言训练,最好分期实施。7个月时,教给你的宝宝日常用语,动作性语言。

8 个月教形容性语言,9 个月以后(也就是从这个月开始)教理解性和系统性语言,等到胎儿出生后,就已经初步懂得许多词汇的意思了。

这时,你会惊喜地发现,你的孩子与其他孩子相比有说话早、容易理解语言,接受事物快、口齿伶俐等优点。

音乐训练

具体做法是采用母亲给胎儿弹奏乐曲的方式,每天 10 分钟左右。乐曲的选择可以是孕妇平时最喜欢的曲子,也可是针对胎儿选择的。

如,舒曼的钢琴曲《梦幻曲》,这首乐曲比较适合胎儿。那优美如歌的旋律,充满表现力的和声语言,将你带进了美的意境,使你在生理上与心理上与胎儿达到共鸣。

胎儿在这诗意的乐曲旋律中,打开记忆的大门,把美好的振颤收入脑海。这种方式要比胎儿听音乐更容易使胎儿接受。

>> 妈妈宜知

实施音乐胎教时,应注意以下要点:不要把传声器直接放在准妈妈的腹部,因为,这样会使声波直接进入体内,其高频声音对胎宝宝内耳基底膜上面的短纤维刺激性很强。耳蜗底部最容易遭到破坏,导致胎宝宝出生后听觉能力受到损害。传声器应当经过卫生部鉴定,防止伤害胎宝宝的耳膜。

在实施音乐胎教时,全身心放松,采取半卧式,坐在沙发或躺在椅子上静静地欣赏。

实施音乐胎教时,最好反复聆听,这样才能得到有效刺激。

咀嚼训练

日本牙科中医学会会长松平邦夫博士,在《牙齿不好的孩子脑子也不好》一书中说:"脑子的发育与咀嚼有很大关系。"

"要想提高胎儿牙齿的质量,母亲就要进行咀嚼练习,胎儿牙齿的质量与母亲咀嚼节奏和咀嚼练习的关系很大。"

可见,母亲的咀嚼也可以直接影响胎儿的大脑发育,换句话说,你的孩子将来聪明与否,与母亲的咀嚼练习也是有一定关系的。

因此,孕妇每餐的咀嚼不可少,而且要比常人多咀嚼。

🌙 胎教第九阶段

胎教第九阶段指妊娠 9 个月的胎教。

在这个月内,你的宝宝将从你的血液中获得抗体,他可能长出一些头发,手指甲和脚趾甲也长到需要修剪了。

到这个月结束时,你的宝宝将完全发育成熟。

他的体重平均约有 3 千克,身长约为 50 厘米。一句话,他已经做好准备出世的一切准备。

因此,我们将把第 9 个月的胎教时间用在为你、你的丈夫和你的宝宝做好迎接生产这件大事的准备上。

除了第 9 个月的练习外,孕妇应该利用这段时间为即将出生的宝宝做某些准备。

不建议做过于复杂的准备工作,但应该准备一些衣服,以便带宝宝从医院或生产中心回家时穿。

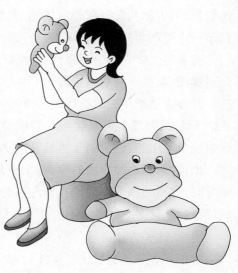

即使准妈妈不想准备一整橱的宝宝衣服或全套宝宝家具,现在也该是订购某些用品,以便生产后送到你家的时候了。

此外,现在也是选择适当的尿片、找个小儿科医生、收集有关母乳哺育的资料以及与你的丈夫讨论为宝宝做割包皮手术优缺点的好时机。

如果你计划在孩子出生后几个月内,回到工作岗位,我们也建议你现在就先打听托婴的事。

为确保你在宝宝出生前做到所有该做的,请在你的笔记本上列出清单和做笔记。

最后,你也许在想,孩子出生时,谁该在场。

如果你不确定某个特定的人是否应该在场,你只要想象你决定要生产的那个地方,想象这个特定的人置身于这个特别的环境中,然后,问自己是否真的愿意和这个人共享生产的经验。

这个人是否能有助于安抚你,让你放松?这个人是否会有助于使你的生产成为一次美好、有意义的经验?这个人对你宝宝的出生而言是否是一股真正积极的力量?别犹豫,该如何决定谁来参加你宝宝的出生大典——信任你的感觉和坚定不移的信念。

胎教收官阶段

胎教收官阶段指怀孕 10 个月的胎教。

胎儿发育到 10 个月,已经接近临产期了,母亲这时决不能因此而放松对胎儿的教育,因为胎儿发育越趋向成熟,大脑功能也越发达,胎教的效果也越好,所以,母亲一定要利用好这段时间,为胎儿上好最后一课。

南非优生学教授哈印兹认为,在妊娠的最后 10 天,每日只要实行 30 分钟的氧气添加法,就可以制造大量的天才儿童。

其方法是把孕妇的身体放入樽形装置中,使孕妇腹部周围的空气减少,为大气压的 1/5,从而减少腹壁给胎儿的压迫。这样使流入胎儿脑内的血液量增加。由于血流量的增加,供给胎儿的氧气也就充足了。

据说,采用这种方法的母亲,出生的孩子在 13 个月时,能接听电话。在满 18 个月时,普通的孩子只会说 6 句左右的话,而这种孩子却会说 200 多句话,这说明氧气对胎儿是多么的重要。

当然,这种方法必须与胎教相结合,才能取得惊人的成果。

对于天才儿童制造法可靠性的进一步验证还需要一些时间。因此,还不能马上实行。但有一点已经确定,那就是怀孕妇女多到大自然中呼吸新鲜的空气,增加吸氧量,确实对胎儿大脑发育有显著的效果。

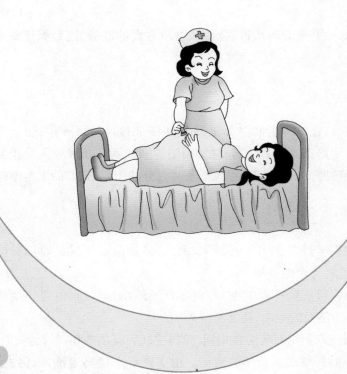

分娩篇

幸福分娩进行时

第一章

分娩前期准备

对多数孕妇来讲,都会从老人、同事、朋友以及邻居那里,听到临产的注意事项。有时,家里的亲人也会代为做好准备。准备越充分、越周密,越有利于分娩或母婴生活。

做好住院前的准备工作

分娩前,产妇做好充分的精神、身体和物质方面的准备,这是保证安全分娩的必要条件。

精神准备

产妇要有信心,在精神上和身体上做好准备,用愉快的心情来迎接宝宝的诞生。丈夫应该给孕妇充分的关怀和爱护,周围的亲戚朋友及医务人员也必须给产妇一定的支持和帮助。实践证明,思想准备越充分的产妇,难产的发生率越低。

身体准备

(1)睡眠休息:分娩时体力消耗较大,因此,分娩前必须保证有充分的睡眠时间,分娩前的午睡对分娩也有利。

(2)生活安排:接近预产期的孕妇,应尽量不外出和旅行,但也不要整天卧床休息,轻微的、力所能及的运动,还是有好处的。

(3)性生活:临产前绝对禁忌性生活,免得引起胎膜早破和产时感染。

(4)洗澡:孕妇必须注意身体的清洁。由于产后不能马上洗澡,因此,住院之前应洗澡,以保持身体的清洁。如果是到浴室去洗澡,必须有人陪伴,以防止湿热的蒸汽,引起孕妇的昏厥。

（5）家属照顾：双职工的小家庭在妻子临产期间，丈夫尽量不要外出。实在不行，夜间需有其他人陪住，以免半夜发生不测。

物质准备

分娩时所需要的物品怀孕期间都要陆续准备好，怀孕第 10 个月时，要把这些东西归纳在一起，放在家庭成员都知道的地方。这些东西包括：

产妇的证件：医疗证（包括孕妇联系卡）、挂号证、医保卡或公费医疗证等。

婴儿的用品：内衣、外套、包布、尿布、小毛巾、围嘴、垫被、小被头、婴儿香皂、肛表、扑粉等，均应准备齐全。尤其出院抱婴儿的用品，必须事先包好，做好标记。

产妇入院时的用品：面盆、脚盆、牙膏、牙刷、大小毛巾、卫生棉、卫生纸、内衣、内裤等。分娩后，需吃的点心也应准备好。

> **>> 专家叮咛**
>
> 　　有下面情况的孕妇请遵照医生的指示活动：
>
> 　　妊娠高血压综合征。
>
> 　　双胎或多胎妊娠。前置胎盘。
>
> 　　羊水过多症（胎儿先天异常等）。

何时入院待产好

正常的孕妇准备临产要适时，入院太早，时间过长不生孩子，会精神紧张，心情烦躁，也容易疲劳，往往引起滞产；入院太晚，又容易产生意外，危及大人和小孩生命。一般来说，出现以下征兆后，入院比较合适：

（1）临近预产期。如果平时月经正常，基本上是预产期前后分娩。所以，临近预产期时，要入院。

（2）尿频。孕妇本来就比正常人的小便次数多，间隔时间短，但在临产前会突然感觉到离不开厕

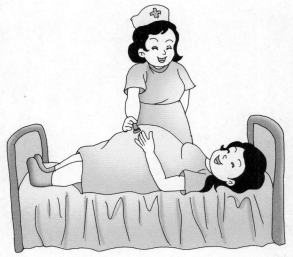

所,这说明小儿头部已入盆,即将临产,应立即入院。

(3)见红。分娩前24小时内,50%的妇女常有一些带血的黏液性分泌物从阴道排出,称"见红",这是分娩即将开始的一个确切征兆,应立即入院。

(4)子宫收缩增强。当宫缩间歇由时间较长,转入逐渐缩短,并持续时间逐渐增长,且强度不断增加时,应立即入院。

>> **专家叮咛**

高危孕妇应早些入院,以便医生检查和采取措施:

(1)妊娠合并内科疾病,如心脏病、肝肾疾患等。

(2)过去有不良生育史,如流产3次以上、早产、死胎、死产、新生儿死亡或畸形儿史等。

(3)本次妊娠出现某些异常现象,如妊娠高血压综合征、羊水过多、羊水过少、前置胎盘、胎位不正(臀位、横位)等。

(4)有其他特殊情况。如高龄初产、身材矮小、骨盆狭窄等,这些高危孕妇,一般要在预产期前两周提前入院,等待分娩。

第二章

临产保健与护理

分娩,是指自母体中作为新的个体出现,特指胎儿脱离母体作为独自存在的个体的这段时期和过程。分娩的全过程共分为三期,也称为三个产程。第一产程,即宫口扩张期。第二产程,即胎儿娩出期。第三产程,即胎盘娩出期,指胎儿娩出到胎盘排出的过程。

练习分娩的辅助动作

为了顺利分娩及减轻分娩疼痛,从这个时候开始,你应练习一些能够辅助分娩的动作,以便在分娩时配合医生。辅助动作主要是练习在产痛开始后,如何用力、如何休息及如何呼吸等,你可以在每天早晨起床和晚上睡前进行练习。如果能提前掌握这些方法,将会有助于你减轻产痛,顺利分娩。

深呼吸

当你吸气时,你会感到肺的最下部充满了空气,肋廓下部向外和向上扩张。如果你舒适地坐着,有人把手放到你的背下部,你将能够通过吸入空气,使其移开。这有点像叹气结束时的感受,随之而来的是缓慢而深沉地将气呼出。这会产生一种镇静的效果,在子宫收缩的开始和结束时,做上述呼吸是最理想的。

浅呼吸

要使肺部的上部充气,这样胸腔的上部和肩胛将会上升和扩大,如果你的丈夫将手放到你的肩胛上,他便会感到这一点。你的呼吸应饱满而短促,嘴唇微微开启,通过喉部把气吸入。浅呼吸约10次之后,你大概就需做一次深呼吸了,之后再做10次浅呼吸。当子宫收缩达到高点时,才可采用这种浅呼吸。

浅表呼吸

最容易和最有用的方法就是"喘气"。这种方法就是进行浅表呼吸。你可以把这种方法设想为"喘气、呼气、吹气"。分娩时，你会被要求做多次的喘气，其中一次是在子宫颈全开张之前，在过渡到停止往下，施加腹压期间进行的。在痛苦的子宫收缩期间，用"喘气"同样是有用的。为了停止换气过度，可喘息 10～15 次，然后屏住呼吸默数 5 下。

以下几套有益于自然分娩的呼吸法、松弛法和用力的方法，都可作为分娩时的辅助动作，使分娩得以顺利进行。

1. 呼吸法的运用

常常有人只用耸肩的方法呼吸，其实，这种呼吸法无法使胸部充分扩大，所以未能有效地把腹部胎儿所需要的氧气输入。

要使肺部充分扩张，就需用胸式呼吸法，或是采用使横膈膜下压的腹式呼吸法，即所谓的深呼吸方式，而且各有各的呼吸要领。

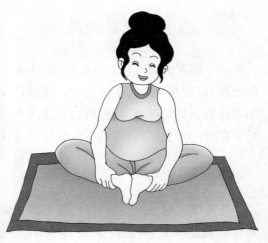

腹式呼吸：腹式呼吸可以增强腹部肌肉，并用来放松全身。在用于分娩第一期的阵痛发作时，具有缓和痛苦的作用。主要方法是运动横膈膜。女性往往较男性不容易习惯这种方法。

胸式呼吸：这是充分扩胸的呼吸法，和体操的深呼吸法大致相同，只用胸部缓缓深呼吸。胸式深呼吸是用于分娩第二期的呼吸法。

以上两种呼吸方法，孕妇于怀孕 12～23 周练习，以便在分娩时转换为轻浅和短促呼吸法。

短促的呼吸：这是分娩第二期终了之际，放松腹部、使胎儿头部缓缓露出所需要的呼吸法。

这时，产妇会全神贯注于分娩上，所以，她应该仔细听从医生（或助产士）的指示行事，否则会扩大会阴部裂开的伤口，形成产后的痛苦。

在足月妊娠或其前后时间里，有下列情况之一者，应即时住院观察：

（1）若发生胎膜早破,虽未临产也应住院。

（2）自觉胎动近 1～2 日明显异常者。

（3）围产检查发现胎心异常者。

（4）产前有阴道出血者。

（5）有并发症的孕妇,医师会根据病情决定入院时间,孕妇及其亲属应予理解与配合,不可自作主张,以防发生意外。如妊娠高血压综合征。

（6）确诊为前置胎盘,即使不出血也应提早住院。

（7）预产期已到,无任何临产迹象者。

（8）有其他科合并症者,还需与有关科室医师协商确定入院时间。

（9）有计划提前入院者,如估计胎儿稍大选择试产的病例。

（10）胎位不正或骨盆狭窄,事先已决定作选择性剖宫产者,应在预产期前 1～2 周入院。

（11）双胎妊娠者,应提前 1～2 周入院。

2. 按摩法的练习

分娩第一期阵痛发作时,可边行腹式呼吸,边行腹部按摩,将更为轻松。

腹式按摩又可分为水平按摩和轮式按摩两种,且可以互相转换运用。

3. 压迫法的练习

分娩第一期,大腿股和腰部会产生酸痛或慵懒无力的现象,若请人或自己压迫这一部分,就会显得较为轻松。这种压迫法不只可用于分娩之际,怀孕期间也适用。

4. 松弛法的练习

在分娩的重要时刻,如果产妇能配合呼吸法和医生的指示用力,将有利于新生儿顺利地通过产道,呱呱坠地。然而,许多初次分娩的产妇,由于过度紧张,全身肌肉僵硬,而使不出力气来。要完全消除肌肉的紧张是件不容易的事,但是可以根据怀孕期的松弛法练习,达到缓和肌肉紧张的目的。换言之,学会放松全身肌肉,不但分娩时会大有裨益,还有助于怀孕期和分娩后的体力恢复,且易于入睡。

精神上的不安与恐惧也与此相同,除了可因分娩知识的增加而减少外,还需要在肌肉方面放轻松,才可能获得效果。以下所述就是具有代表性的松弛法。

改善室内的环境,尽量减少声、光的干扰,衣服穿着力求宽松舒适,倾听自己喜爱的音乐。就休息姿势而言,卧睡可以放松精神,但靠在椅子上和伏在桌子上,也会有同样的效果。

在练习放松力气时,可以在手肘和膝部关节用力弯曲,然后,放松伸直,以体会肌肉紧张和放松的差别。若能充分掌握这种差别,就,可以了解自然的松弛状态。接着可以把手脚伸直,以体会用力放松的紧张与松弛的感觉。

5.用力的练习

用力与生产的进行有非常重要的关系。仰躺床上,双腿弯曲,练习以下步骤:

(1)脸颊与腹部鼓起;

(2)身体向上;

(3)挺起背部;

(4)挺起腹部。

在待产时放松心情

临产妇的心理负担不容忽视。临产妇的情绪对能否顺利分娩起着相当重要的作用,所以,我们要特别重视产妇的心理保健。

某市医院对产妇产前的心理进行了调查,结果是,在接受调查的1240名待产妇中,有各种心理负担的竟占87.8%。

各自的心理负担轻重程度不同,主要是对分娩存有害怕心理,怕难产、分娩疼痛、生畸形怪胎、新生儿性别不尽如人意等,其次是精神焦虑不安和情绪紧张。

产妇过于紧张或恐惧,还会引起大脑皮质失调,往往使子宫收缩不协调,宫颈口不易扩张,产程就会延长。

孕妇精神轻松,子宫肌肉收缩规律协调,宫颈口容易开大,就会使产程进展顺利。

另外,精神过度紧张的产妇往往不会利用宫缩间隙时间休息,休息不好,饮食就少,在分娩过程中,得不到充分热量和水分的补充,就不能满足分娩期能量消耗的需要,容易疲劳,延缓分娩进程;或者不能正确使用腹压,影响子宫协调有力地收缩,妨碍胎儿的顺利娩出。

缓和产妇紧张的情绪,需要家属积极配合,尤其是孕妇的丈夫,应该给予即将分娩的妻子以无微不至的关心和照顾,针对妻子思想上存在的一些不必要的顾虑,耐心地劝导。特别是在妻子分娩期间,尽量不要外出,要守在妻子身边,时刻做好妻子的心理安慰工作。

作为产妇母亲或婆婆,应该采取"现身说法"的方法,给临产妇解除精神负担。

那种为生男生女向产妇施加精神压力的做法,不仅无济于事,而且会给本来思想负担就很重的产妇火上浇油,使其精神更加紧张,容易出现意外。所以,亲人都不要表态,应该说,生男生女都是家里的好宝宝。

家人通过做细致的工作,可给产妇创造一个安静、轻松的临产环境。

忌分娩前紧张

分娩前,很多产妇包括经产妇都有不同程度的紧张心理,既对分娩的疼痛恐惧,又对自己能否顺产及宝宝是否正常表示担心。孕妇可以通过如下方式缓解紧张心理:

(1)参加孕产妇的学习班

学习孕期保健知识,了解分娩全过程,熟悉各个过程的特点以及产程中该如何同医生配合,如何减轻分娩中的疼痛。定期产前检查,可以向医生咨询一下,是否有经阴道分娩的条件及如何减轻分娩中的疼痛,以便做到临产前心中有数,临产后充满信心。

(2)熟悉要去的医院环境

最好是选择产前检查所在的且条件较好的医院。

(3)若医院条件允许的话,临产后,可以让丈夫陪在身边

丈夫温柔体贴的话语可以解除产妇的紧张心理,丈夫的鼓励可以增强自己战胜疼痛、顺利分娩的信心。

> **>> 专家叮咛**
>
> 临产时,产妇要注意排尿,一般每2~4小时排尿一次,使膀胱随时呈现空虚状态,以避免胀大的膀胱影响子宫收缩和胎儿生产。如果产妇出现排尿困难时,应及时告诉医生,医生要检查有无头盆不称的情况,必要时,给予导管导尿,但产妇不要因排尿困难而蹲得时间太长。

选择适合自己的分娩方式

近来,许多孕妇要求用无痛分娩法,以减轻分娩时的痛苦,但无论采用何种方法,生产仍是要靠产妇自己的努力才能顺利完成的,而生产前最重要的工作就是好好研究各种分娩的方法并了解其利弊,以选择对自己最有利的生产方式。

1. 自然分娩

产妇以自然的子宫收缩产下胎儿的方法,自古至今为最多女性所采用,也是最普通的方法。

这种看似简单的自然分娩,如果用力不当,也容易造成难产的发生。只要产妇能放松身心,去除心理上对于自然生产的恐怖印象,就能轻松地产下婴儿。

除了阅读相关书籍外,参加医院或卫生所开设的妈妈教室,都可增加生产的正确知识。

生产的辅助动作能帮助加快生产的速度,并减少生产痛苦。若能在产前熟练辅助动作,在生产时,就能很好地配合医生的口令与指示。

此外,保持生活作息正常,适度运动,都能有效帮助顺利生产。

2. 无痛分娩

无痛分娩,依字面解释就是减少产痛的分娩方法。无痛分娩可分精神性的无痛分娩以及麻醉无痛、针灸无痛。

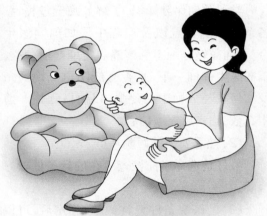

精神性的无痛分娩,是利用产妇生产前预先学习的有关分娩的知识,以及练习的辅助动作,帮助减少生产时心理压力与生理痛苦的方法。

麻醉的无痛分娩,在医学发达的现在,虽然危险度已大幅降低,但若能以其他自然方式来减轻生产疼痛,将是再好不过的了。

许多产妇在产前虽然已学习生产的知识和辅助运动,但无法真正运用在实际的分娩上。也有许多不放弃学习、不停练习呼吸法的产妇,在生产时成功的以呼吸法产下健康的孩子。生产虽然痛苦,但只要能掌握住呼吸的原则,就能轻松无痛地生产。

3. 剖宫产

代替由产道生下胎儿,将母亲的腹部切开取出胎儿的方法,叫做剖宫生产。当产妇可能发生难产或是异常分娩,无法自然生产时,则需采用剖宫生产。

随着麻醉方法和手术技术的进步,无法自然生产的产妇,也都能顺利产下健康的胎儿。

产妇是否该采用剖宫生产,应由医生诊断决定。

4. 水中分娩

水中分娩的全过程就是让产妇躺在经过严格消毒的无菌水中,可以自由体位,水温保持在 36 ~ 37℃,与人体温度相似。外部环境温度保持为 26℃。

产妇待产前,助产士可以在水中为其接生,整个分娩过程,需要换几次水。

分娩需要医生或助产人员帮忙,也需要产妇正确的配合。在分娩的第一阶段,要补充营养和水分,尽量吃一些高热量的食物,如稀饭、牛奶、鸡蛋、麦乳精等,准备迎接"艰苦的劳动"。要保存体力,不要乱吵乱闹瞎用劲,因为,这时宫口未开全,用力是徒劳的,反而会使宫口变肿发紫不易张开。做深、慢、均匀的腹式呼吸,大有好处,即每次宫缩时,深吸气时,逐渐鼓高腹部,呼气时缓缓下降,可以减少痛苦。宫口开大后,要注意掌握每次宫缩,"有劲用在宫缩上"。先吸一口气,憋住,接着向下用力,像便秘时用力排便那样,使婴儿快些生出。宫缩间隙,要休息放松,喝点水,擦擦汗,准备下次再用力。当胎儿即将娩出阴道口时,医生会让产妇哈气,产妇就张口哈气,免得一味用劲,力量过猛,引起会阴撕裂。胎盘娩出时,只需稍加腹压,如超过 30 分钟胎盘不下,则应听从医生处置,帮助娩出胎盘。

吃巧克力助产

分娩,对每个孕妇来说,都需要耗费极大的体力。

据产科专家研究,产妇的正常产程需 12 ~ 16 小时,总共约消耗热量 6200 千卡。就相当于爬上 200 多层楼梯或跑完 1 万米所需要的能量。所以,产妇在临产前要多补充些热量,以保证有足够的力量促使子宫口尽快开大,顺利分娩。

但产妇在临产前,因为频繁的阵痛发生,身体不舒服和心情紧张不安,食欲很差,根本吃不下多少饭食。

有些地区按照传统习俗,让产妇在临产前吃桂圆煮鸡蛋,吃人参或喝人参汤等。但是,临床实验证明,桂圆有使子宫收缩乏力的弊病,不利于分娩的顺利进行,产科医生大多不主张食用。人参或人参汤需经过较长的时间,才能被身体消化吸收,不能在短时间内使产妇增长力气,"远水救不了近火",效果并不理想。

那么,理想食品是什么呢?

当前,大多营养学家和医生都推崇巧克力,被公认为"助产大力士",并将它誉为"分娩佳食"。原因之一,它营养丰富,含有大量的优质碳水化合物,而且能在短时间内被人体消化、吸收和利用,产生出大量的热量,供人体消耗。

据测定,每 100 克巧克力中,含碳水化合物 50 克左右,脂肪 30 克左右,蛋白质 15 克以上,还含有较多的锌、维生素 B_2、铁和钙等。它被消化、吸收和利用的速度是鸡蛋的 5 倍,脂肪的 3 倍。

原因之二,体积小、发热多,而且香甜可口,吃起来也很方便。产妇只要临产前吃上一两块巧克力,就能在分娩过程中产生出很多热量。

所以,让产妇在临产前适当多吃些巧克力,对母亲和婴儿都是十分有益的。

学习精神无痛分娩法

无痛分娩法是指对精神预防性无痛分娩法而言。大脑是人体的统帅,如对分娩有正确的认识和理解,能稳定大脑皮质功能,宜为无痛分娩做好准备,再辅以呼吸运动和手法,则可减轻分娩疼痛。

具体方法如下:

(1)通过孕妇学习班等宣教,使孕妇了解分娩的过程以及产妇的自我感觉,尤其是子宫收缩与大脑皮质的关系;分析孕妇本身所具备的分娩条件,打消孕妇的恐惧心理,纠正"分娩痛就是难产"的错误想法,帮助孕妇建立顺利分娩的信心。

(2)在妊娠期间,定期指导孕妇学习呼吸运动和辅助手法,以备产程中能熟练运用。

减轻分娩疼痛的方法:

分娩的主要动力是子宫收缩。随着产程进展,宫缩的力量加强,宫缩使子宫壁组织暂时缺血,并发生化学变化,刺激神经,加以胎头随宫颈口开大而下降,压迫腰骶部、盆底组织和直肠,使产妇感到腰、腹酸胀痛。

产程开始初期,产妇无明显不适,可在室内活动。随着产程的进展,宫缩的加强。产妇在感到不适时,可以运用如下助产动作,以减轻腹痛,加速分娩。

> **>> 妈妈宜知**
>
> 子宫收缩有进展:在规律的子宫收缩开始后,子宫收缩间隔时间变短,持续时间延长,但在 1 分钟以内。初产妇有规律的宫缩、见红或破水的表现,应立即入院准备分娩。

(1)腹式呼吸:在第一产程中,可于宫缩开始前,做好腹式呼吸准备,吸气时将腹部鼓起至需要呼气时,坚持重复此动作。宫缩稍过后,恢复一般呼吸,切忌喊叫。

这样可增加氧气的吸入、减轻肌肉的疲劳和腹肌对子宫的压力,并可转移产妇的注意力,使宫缩得以协调,宫颈口顺利开大。

　　(2)按摩下腹部和压迫腰骶部肌肉:如子宫收缩时,感到腰部酸痛,可由他人用双手压迫疼痛部位,与深呼吸动作配合。宫缩时,感觉腹部胀痛,可于吸气时用双手由腹部两侧向下腹中央反复按摩,直至该次宫缩结束,下次宫缩时,重复此动作。

　　(3)胸式呼吸(屏气):当宫颈口开全进入第二产程时,产妇会有排便感。此时,产妇双手应握紧产床扶手,两腿屈曲分开,臀部紧贴产床,子宫收缩时,以胸式呼吸深吸一口气屏住,如解大便一样往下用力,持续时间尽量长,然后重复该动作,直至该次宫缩过去。宫缩过后,休息片刻,下次宫缩时重复以上动作。在胎儿即将娩出时,要听从接生人员吩咐,做短促呼吸(张口做短暂、反复吸气和呼气),臀部保持不动,以免会阴重度撕裂。

　　应在妊娠晚期,孕妇开始练习腹式呼吸,后两种方法,产前只熟悉做法,不要操练。

　　总之,绝对的无痛分娩是没有的。减轻分娩疼痛和缩短产程的关键在于学会保存体力,减轻思想压力。

>> 专家叮咛

　　请记住:当宫缩间隙时,你应该同时放松身体,因为任何一点过分的紧张都可能给你造成不必要的疲劳,使分娩时间延长,痛苦加重。

第三章

分娩方式及技巧

"十月怀胎,一朝分娩。""一朝"是一个激动人心的时刻。然而,当邻近预产期的时候,随之而来的还有对生产过程的不安、对分娩方式的顾虑、对宫缩疼痛的恐惧,甚至寝食不安、夜不能寐。而紧张和恐惧本身会增加疼痛的感觉和难产的发生,只有了解分娩的全过程,学习恰当的呼吸、用力方式,才能更好地配合医生,使分娩顺利进行。

自然分娩

选择合适的分娩方式非常重要。

胎儿发育正常,孕妇骨盆发育也正常,孕妇身体状况良好,靠子宫阵发的有力节律收缩将胎儿推出体外,这便是自然阴道分娩。自然阴道分娩是最为理想的分娩方式,因为它是一种正常的生理现象,对母亲和胎儿都没有多大的损伤,而且母亲产后很快能得以恢复。

"十月怀胎,一朝分娩"。分娩是人类繁衍过程中的一个正常生理过程,是人类的一种本能行为。产妇和婴儿都具有潜力主动参与并完成分娩过程。从受精卵开始,胎儿在母体内经历280天的生长发育并逐渐成熟,而孕妇的身体结构也逐渐地发生变化,变得更有利于分娩。

在分娩的过程中,子宫有规律的收缩能使胎儿肺脏得到锻炼,肺泡扩张促进胎儿肺成熟,小儿出生后,很少发生肺透明膜病。有统计资料表明,剖宫产儿肺透明膜病率是阴道分娩儿的20倍。而严重的肺透明膜病会导致小儿呼吸困难,甚至死亡。同时,有规律的子宫收缩及经过产道时的挤压作用,可将胎儿呼吸道内的羊水和黏液排挤出来,新生儿的并发症如湿肺、吸入性肺炎的发生率可大大地减少。

经阴道分娩时,胎头受子宫收缩和产道挤压,头部充血可提高脑部呼吸中枢的兴奋性,有利于新生儿出生后迅速建立正常呼吸。

分娩时,腹部的阵痛使孕妇大脑产生内啡肽,这是一种比吗啡作用更强的化学物质,可给产妇带来强烈的欣快感。另外,产妇的垂体还会分泌一种叫催产素的激素,这种激素不但能促进产程的进展,还能促进母亲产后乳汁的分泌,甚至在促进母儿感情中,也起到一定的作用。

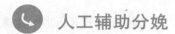

人工辅助分娩

在自然分娩过程中,出现子宫收缩无力或待产时间拖得过长时,适当加一些加速分娩的药物,以增加子宫的收缩力,可缩短产程。如遇到胎儿太大或宫缩无力、产妇体力不够时,就要用会阴侧切、胎头吸引器帮助分娩。人工辅助阴道分娩比自然分娩稍困难些,但医生的帮助也会使你顺利分娩。人工辅助分娩主要有以下几种:

产钳助产

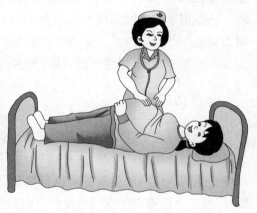

产钳是用来牵拉胎头以娩出胎儿的助产工具。采用产钳助产法时,先在你的骨盆底区注射局部麻醉药,然后做外阴切开术。医生把产钳的两个夹适当地分别放在胎儿头部的两侧,并且轻轻地往外拉,使头部娩出。你可用力向外逼,加以帮助,婴儿身体的其余部分将会正常娩出。不少孕妇认为,产钳助产对胎儿有害,而要求剖宫产,实际上,她们只知其一,不知其二。因为,剖宫产胎儿并非百分之百的安全,并且术后产妇还有发生近期和远期并发症的可能。而正确使用产钳助产,母体创伤较少对胎儿也无害。

分娩过程中,有不少情况需要用产钳助产妇一臂之力。如:产妇有心脏病、妊娠高血压综合征,不宜用力屏气;胎心率发生异常、羊水混有胎粪、提示胎儿宫内窘迫,需缩短第二产程,及时娩出胎儿,让胎儿脱离险境;第二产程已超过 2 小时,产妇乏力;子宫有疤痕,为确保母子平安必须迅速结束分娩。因此,产钳是常用的

> **>> 专家叮咛**
>
> 　　对产妇来说,分娩阵痛时,子宫下段变薄,上段变厚,宫口扩张。这种变化有利于产后恶露排出,子宫复原,减少产后出血,产后恢复快。

不可缺少的助产工具。使用产钳助产,在婴儿头部的两侧会留下产钳压迫的记印或出现青肿,但这些是无害的,并且几天内就会消退。

如果通过仔细检查、判断正确、操作准确,产钳助产对母儿有益无害。若助产者缺乏产钳助产知识,判断错误,使用不当则有可能造成产伤,如小儿颅内出血、面部皮肤擦伤及面神经损伤等,也可能造成母体会阴撕伤。

目前,由于剖宫产手术变得简便而普通,困难的产钳助产基本为剖宫产术所代替。不过在适当的情况下,产钳术对应急处理某些难产是有必要的,是剖宫产不能代替的。

胎头吸引术

真空吸引是将一个连接真空泵的小金属吸杯放进阴道并紧贴胎头。当你用力逼时,胎儿受到吸杯的吸引逐渐地通过产道而被拉开。胎头吸引约占分娩总数的5%,一般用于胎儿即将娩出但产力不足者。由于其牵引力没有产钳大,虽然其使用适应症与产钳助产术相似,但使用率却低于产钳术。使用真空吸杯会在婴儿的头部造成轻度肿胀,以后变成青肿,但这会逐渐减退。

会阴切开术

在分娩过程中,胎头一下降到产道,会阴部和外阴部会被极度拉长,组织和皮肤都会感到针刺般的疼痛,这在露头的时候最为显著,也有造成撕裂的。这个裂伤一般是从阴道口向肛门的方向纵行撕裂,也有左右斜向撕裂的例子。这样严重的撕裂,有波及阴道和子宫的可能性,所以医师和助产士在产妇分娩时必须对会阴部加以保护。

保护会阴的方法,就是使母体腹压一点一点地增加,尽可能防止会阴部急剧拉长;再者,可先切开这个部位,使之较容易把婴儿娩出。这就是会阴切开术,这个手术使得分娩变得容易些,且刀口是完全可以治愈的,因此,最近在分娩时几乎都会施行会阴切开术。手术在分娩进展到会阴部针刺一样牵拉痛时进行,但事先要给予局部麻醉,所以不会感到疼痛。分娩后,医生将此处缝合。如果顺利的话,4~5天就可

> **>> 妈妈宜知**
>
> 要改善骨盆和胎儿间的适应关系。产妇需保持自由活动的姿势,使先露的胎头能有更大的选择角度,从而使胎儿与骨盆更相称、更适应,并能采取最佳的位置通过产道,故能缩短产程,减少难产率。

以拆线。

缝合后，为了不使伤口化脓感染，请注意决不能用手指去触摸。另外，过早地站起来，也有再次裂开的可能，所以，卧床时间必须要比一般分娩更加长一些。

拆线之后就不需那么担心了。经常有人注意到，下次生孩子的时候要不要再切开的问题。可以这样说，因为妇女初次分娩时产道曾扩张过，下一次分娩就容易得多。

 ## 剖宫产

由于现代医学的进步，麻醉、手术的安全性提高，剖宫产已成为一种较为安全的分娩方式。但它毕竟是一种手术，势必有其危险性，因此，应在有一定适应性的情况下进行。

下面是几种可进行剖宫产手术的情况：

（1）明显的产道异常，如母亲的骨盆出口窄小，肿瘤阻碍产道、阴道横膈等。

（2）胎儿异常，如胎位异常（臀位、横位等），胎儿过大，胎心异常，羊水异常等。

（3）妊娠或分娩已经延长，母亲或胎儿的健康受到威胁。

（4）产力异常，如宫缩乏力，经催产素静脉点滴，仍不能达到满意效果；或宫缩不协调，宫缩过紧、过频，造成的胎儿异常等。

（5）引产失败。

（6）母体患有生殖器疱疹之类的感染性病。

（7）产妇本身有疾病，不宜用力分娩的。

（8）胎盘在子宫中的位置异常的低（前置胎盘）。

（9）产妇以前做过子宫手术或剖宫产，而此次怀孕，前次手术因素仍存在的。

值得注意的问题

麻醉是剖宫产手术中的一个重要环节，产妇偶尔会发生麻醉意外，其间手术操作也较复杂，需切开、缝合多层组织，失血量平均在300毫升以上，比正常阴道分娩失血量（100～150毫升）多很多。另外，剖宫产还会引起伤口感染、手术中羊水栓塞，出血不能控制的还要进行子宫切除术。剖宫产术后，母体恢复慢，易出现慢性腹痛、肠胀气等，还会给腹部及子宫留下疤痕。

（1）剖宫产后，一般需住院5～7天。

（2）开始下床和四处走动时，产妇会感到疼痛和头晕，但应坚持，因为，活动得越多，恢复得越快。

（3）几天后，产妇才会有大便，可因肠胀气而感到很不舒服，因为它会挤压刀口。最好尽可能多的排出气体，减轻不适感。

（4）咳嗽也会引起疼痛。

（5）术后几天甚至几星期内，刀口附近皮肤都很粗糙。这些凹凸不平处，最终会变成伤痕，皮肤也会逐渐恢复正常。同时在开始的几天里，刀口会有渗出物，但不必担心。医生拆线后就可以洗澡了，但要单独用一块消毒毛巾擦干刀口，保持刀口的干燥和通风。如果刀口疼痛或红肿，产妇应去就诊；若有轻微感染，需用抗生素。

三大产程的应对策略

第一产程（开口期）：从阵痛有规律地每15分钟发生一次开始，到子宫颈完全打开这一段时间。时间长短因人而异，一般，初产妇要用10～12小时，经产妇用5～6小时。子宫收缩的间隔逐渐变短，收缩时间加长，最后子宫收缩每3～5分钟一次，一次约50秒，产妇须历经至少200次的有效阵痛，才能将胎儿娩出。阵痛每1～2分钟间隔发生，持续60～90秒，到子宫颈打开到10厘米左右，完全张口时，进入第二产程。

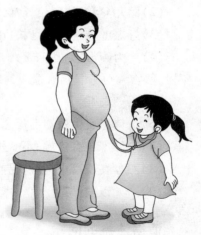

1.应对策略

第一产程时间较长，产妇的情绪波动也大，往往因为疼痛，精神紧张，而不能很好地进食和休息。由于疲劳、脱水，甚至发生呕吐，肠管胀气，从而引起产程延长，子宫内胎儿易受损害。因此，产妇在第一产程中应当打消顾虑，全身放松。多吃些高热量的食物，补足水分，并休息好，以保持充沛的精力，和医务人员密切配合。如胎膜未破，产妇可在室内活动、行走；若胎膜已破，应立刻卧床待产，以防脐带脱出。

如产妇宫缩时感到疼痛，可采取一些辅助动作，如用两手轻揉下腹，深呼吸，腰骶部胀痛较重时，用手或拳头压迫胀痛处到缓解为止。

千万不要用憋气的方式来减少痛苦,若憋气时间长了,会危及胎儿的生命。另外,膀胱里有尿会影响分娩,所以,产妇有尿时要立即排尿,千万不要憋尿。

>> **妈妈宜知**

分娩乐曲长达 70 分钟,其中除了有各种乐器声,如小提琴、和弦和敲击乐器声外,还有胎儿的心跳声。乐曲从 16 节拍的主旋律着手,不断重复节奏,使母亲产生相应的节奏感,呼吸变得更有规则和有层次,提高了母亲在分娩过程中的呼吸技巧。不论乐曲从何处开始播放,母亲都能很轻易地进入主旋律。这首乐曲只有在产房中播放,产妇在临盆时聆听,方能奏效。一位听音乐顺利产下婴儿的产妇说:"……没播音乐时,我只感到孤独和害怕,音乐使我感到除我之外,整个空间都和我一起移动。"产妇若能一边听音乐,一边分娩,应该说是在痛苦的过程中体验即将为人母的幸福和自豪。

第二产程(娩出期):子宫颈口开全后,会发生破水。第二产程初产妇需 1～2 小时,经产妇需 1 小时。胎儿随强而频的宫缩而下降,产妇产生排便感,以增加腹压,协助胎儿娩出。这个产程,胎儿随着强而频的宫缩逐渐下降,当胎儿先露部分下降至骨盆底部压迫直肠时,产妇便不由自主地随着宫缩向下用力,经 1～2 小时,胎儿也就顺着产道,从完全开大的子宫口娩出了,从而结束了第二产程。

2. 应对策略

第二产程,除强有力的宫缩外,腹部肌肉收缩压力也非常重要,两者配合,力量才强大。

腹压的运用方法是在宫缩一开始,产妇便深深地大吸一口气,然后,随子宫收缩力加强而向下用力屏气,直到宫缩完为止。宫缩间歇则安静休息。这样反复配合,可以加速胎儿娩出。产妇用力的姿势要正确,在产床用力的时候背和腰部应紧紧贴着产床,双手抓紧产床的扶手,尽量将下颌贴近胸脯,这样才使力量集中。

另外,产妇不要大声吵闹,可以小声哼哼,只有这样才能保存体力,有利于分娩的进行。

第三产程(后产期):从婴儿出生到胎盘娩出为止,整个过程需要 10～15 分钟,一般不超过 30 分钟,这一阶段,要特别注意胎盘剥离和阴道流血的情况,警惕胎盘粘连及滞留在子宫内,停止产后出血。

3. 应对策略

首先,在胎盘娩出前,产妇不要用手摸肚子。如果用手摸或按一下腹部,子宫受刺激会提前收缩,很容易引起子宫口闭合,胎盘滞留,造成大出血。胎盘在婴儿生下来大约 10 分钟后才娩出,这时医生会告诉你轻轻用劲,在医生的帮助下,胎盘、胎胞和脐带会同时娩出,胎盘娩出时,又会出现微弱的阵痛并有少量出血。

胎盘娩出后,医生要根据实际情况进行产后处理,如有会阴切开的需要缝合,或为了预防大出血,促使子宫收缩而用一些药物。产妇要配合医生作相应的处理。

🕐 采用坐式分娩

坐式分娩又叫竖位分娩,有利于缩短产程。

由于坐式分娩与产轴生理、胎儿纵轴与产力方向一致,加强了胎儿先露部分对宫颈及盆底组织的压迫刺激,促进宫缩,提高了宫缩效率。产程的缩短减少了胎头在产道内受挤压的时间,并减少了胎头对软产道的压迫;产程缩短可减轻产妇因屏气时间过长造成的疲劳,有利于产后恢复。坐位时,产妇能充分利用腹压及地心引力等因素,提高宫缩效率,使一些头位难产转变为顺产。

>> **专家叮咛**

有以下情况的产妇忌竖位分娩:

(1)胎膜早破者,只能卧位分娩,因竖位可使羊水流尽,引起干产,且有可能引起脐带脱垂而导致胎儿死亡。

(2)胎位异常者亦应采用卧位,例如臀位时,胎儿脚、臀在下面,若胎膜破裂时,产妇仍取立位、坐位,脐带也很易脱垂,危及胎儿。

(3)当宫颈口扩张到 7~8 厘米时,宜平卧。

(4)如产程进展过快,尤其是经产妇宫口开至 2~3 厘米时,不宜采取竖位,因产程过快(小于 3 小时),可引起阴道撕裂、产后出血,甚至胎儿颅内出血。

坐式分娩减少产后出血。坐式分娩减轻了子宫对腹主动脉和下腔静脉的压迫,保证子宫血流量,从而保证了子宫肌纤维的正常收缩功能。有利于减少产后失血。

坐式分娩由于由卧位改为坐位,减轻了子宫对腰部的压迫,产妇感到体位舒适,腰痛明显减轻,能以最佳方式配合分娩。

坐式分娩更适合妊娠合并心脏病的孕妇,可减轻或不出现呼吸困难症状。

另外,它还使助产人员劳动强度大大减轻。因为,助产人员正面操作,保护会阴只要稍微侧身,检查产道损伤及会阴缝合均采用坐位正面操作。发现难产或胎心变化,可以立即处理,如用产钳助产、胎头吸引助产或臀位助产,都能在坐式产床上无痛分娩。

缓解分娩阵痛的方法

产妇要对分娩有正确认识,消除精神紧张,抓紧宫缩间歇休息,缓解分娩阵痛,按时进食、喝水,使身体有足够的能力和体力。这不但能促进分娩,也大大增强了对疼痛的耐受力,如果确实疼痛难忍,也可以做如下动作,以进一步减轻疼痛。

(1)按摩。深呼吸的同时,配合按摩效果更好。吸气时,两手从两侧下腹部向腹中央轻轻按摩;呼气时,从腹中央向两侧按摩。每分钟按摩次数与呼吸相同,也可用手轻轻按摩不舒服处,如腰部、耻骨联合处。

(2)压迫止痛。在深呼吸的同时,用拳头压迫腰部或耻骨联合处。

(3)深呼吸。子宫收缩时,先用鼻子深深地吸一口气,然后慢慢用口呼出。每分钟做 10 次,宫缩间歇时暂停,产妇休息片刻,下次宫缩时重复上述动作。

(4)适当走动。产妇如一切正常,经医生同意后,可适当走动一下,或靠在椅子上休息一会儿,或站立一会儿,也可以缓解疼痛。

有些产妇在分娩阵痛时就大喊大叫,认为喊叫出去会舒适一些。其实,分娩时大声喊叫是十分不利的,因喊叫既消耗体力,又会使肠管胀气,不利于宫口扩张和胎儿下降。

第四章

分娩常见问题及护理

分娩的过程是漫长而幸福的。在这一过程中,分娩往往会产生一些常见问题,对此要做出及时的护理,确保分娩的顺利进行,母子的平安。

胎儿娩出后的处理

伴随着啼哭声,一个新的生命开始了。护理好新生儿是妇产科医务人员的神圣职责。胎儿娩出后,要进行哪些处理呢? 这是产妇及其家属关心的问题。

胎儿娩出后,首先要清理呼吸道,也就是及时用吸管吸出新生儿口腔、鼻腔内的黏液和羊水,以免发生吸入性肺炎。过多的羊水进入消化道会出现咽下综合征,即新生儿不吃奶或吐奶,发生这种情况需要洗胃,对新生儿不利,因此,一定要重视清理呼吸道。在清理呼吸道过程中,要注意观察新生儿皮肤颜色、心率、呼吸、喉反射、肌张力,进行阿普加评分。

> **>> 爱心贴士**
>
> 在新生儿处理过程中,应特别强调保温,因为胎儿娩出后最大的不适应就是温度。有条件的地方最好使用红外线辐射台,如保温不当,新生儿会发生一系列的问题。

新生儿查体包括:体重、身长,注意新生儿是否成熟,与孕周是否符合。检查头部时应注意有无产瘤及头颅血肿。还要检查心肺,扪肝脾,四肢活动等情况,有无肛门闭锁或其他畸形等。查体完毕要进行皮肤早接触、早吸吮、早开奶,然后给新生儿洗澡,穿上衣服,小宝宝就可以和妈妈在一起了。

处理脐带也是很重要的环节,新生儿抵抗力差,要严格无菌操作。断脐要用单独的剪刀,切不可与侧切剪刀混用。脐带保留约 1 厘米,断脐时要用碘酒、酒精消毒。断端可用结扎线结扎,或用气门芯结扎,先进的方法是用专门的脐带夹,总之,起到闭锁断端的目的即可。断面用2.5%碘酒及75%酒精或20%的高锰酸钾液消毒,注意药液不可接触新生儿皮肤以免灼伤。最后,用纱布包盖好,再用脐带布包扎。结扎的脐带根部约一周,自行脱落。

如果新生儿身上胎脂较多,可用花生油将胎脂去除,以避免感染。

催产时谨防子宫破裂

一种消化性溃疡用药——Misoprostol,也曾被用来让足月孕妇临产时促进子宫颈成熟的药。然而,最近陆续有使用此药造成子宫破裂的案例,尤其是曾做过剖宫产的孕妇。最近,美国佛罗里达州医院的研究,也发现若使用此药25～50微克,与子宫破裂增加有关。

Misoprostol是一种合成的前列腺素 E_1 类似物,通常用于保护胃与十二指肠黏膜,也被认为可用于终止初期及中期怀孕,或治疗怀孕初期流产时的产后出血。最近,也常用于促进生产时的子宫颈成熟。

为了解此药剂是否与子宫破裂有关,研究人员回顾了曾做过剖宫产孕妇的病历,比较分别使用 Misoprostol、催产激素及前列腺素 E_2 的孕妇,其发生子宫破裂的情况。结果发现使用50微克 Misoprostol 的48位孕妇中,有一位发生子宫裂开;9位接受催产激素引产的孕妇中,有一位子宫破裂;接受前列腺素 E_2 的24位孕妇中,则都没有发生子宫破裂。

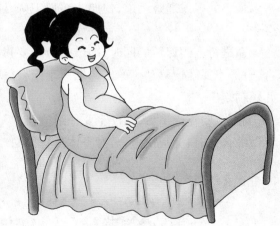

因此,研究人员表示,对曾剖宫产的孕妇而言,使用 Misoprostol 可能增加子宫破裂的概率,其子宫破裂率达6.3%,超过了可接受的概率(对曾接受下横位剖宫产的孕妇,可接受的子宫破裂概率应小于1%)。

至于为什么同样是前列腺素,Misoprostol 与前列腺素 E_2 发生子宫破裂的概率却不同。研究人员推论,可能是因为 Misoprostol 促进子宫肌肉收缩的功能较前列腺素 E_2 强,所以,容易引发子宫破裂。

研究人员强调,Misoprostol 对子宫的作用机制,目前虽不是很清楚,但本研究再次指出了此药与子宫破裂的关联性。因此,在还没有更大型的临床研究证实前,使用此药时应特别留意,尤其是对曾做过剖宫产的孕妇。

 ## 分娩中怎样保护会阴

分娩虽然是人类的正常生理现象,但在分娩过程中,还是需要采取必要的措施来保护母亲和胎儿的。

会阴在分娩过程中是需要进行保护的。分娩时,产妇躺在产床上,一般采取膀胱截石位,即两条腿分开放在固足腿架上,医护人员站在右侧。随着分娩进展,胎头进入阴道内,这会对会阴部产生很大的压力。此时,如果不对会阴进行保护,胎头突然娩出,则有可能造成会阴的裂伤,严重时可造成直肠裂伤。过去,产妇大部分在家中分娩,有人产后发生大便失禁就是这个原因。

在胎头将要娩出时,助产人员用一只手托压会阴部,另一只手下压胎头,使胎头以最小的径线通过阴道,使胎头缓慢下降,阴道壁慢慢扩张,这种做法能够保护会阴。

在进行会阴保护的同时,助产人员还要指导产妇用力。这时需要产妇积极配合,臀部不要随便移动。产妇与助产士配合好,可减少会阴裂伤的发生,有利于胎儿顺利娩出。

胎儿、胎盘娩出后,助产士要仔细检查有无会阴裂伤,对于Ⅰ度、Ⅱ度会阴裂伤可做缝合,伤口会很快愈合,对身体没有影响。

>> 专家叮咛

一般在产妇有下面的情况时,需要做会阴侧切术:

(1)胎儿宫内有缺氧的情况存在,需要尽快娩出胎儿。

(2)产妇患有严重的妊娠高血压综合征或合并心脏病,为预防分娩时发生惊厥或心衰应及早结束第二产程。

(3)初产妇的产钳术,胎头吸引术及臀位助产,初产妇阴道口紧,会阴体过高。

(4)早产时为了预防胎儿颅内出血。

(5)胎儿过大,胎头或者胎肩自然娩出受阻或能引起严重的阴道撕裂伤。

产前莫要隐瞒流产史

育龄妇女反复做人工流产手术,不仅使子宫内膜受到严重损伤,影响身体健康,还会导致不育,而且会使分娩时发生产后大出血等意外。

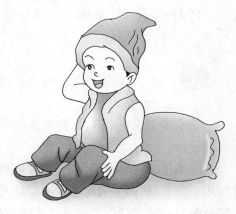

近年来的临床调查资料表明,在发生产后出血的产妇中,绝大多数均有流产史。国内一家医院对 200 例有流产史和无流产史的产妇分娩时的出血量进行对照比较,发现有流产史组的产后出血量平均为 449 毫升,无流产史组的只有 268 毫升。有流产史的产妇,特别是做过引产手术的产妇,还有一个显著的特点,即分娩时产程几乎比初产妇缩短 2 ~ 3 倍。因此,如果接生的医护人员未获得产妇的流产病史,按照一般初产妇女分娩的常规处理方法,分娩时往往会措手不及,造成流血过多,甚至危及产妇的生命。

由此可见,产前询问、了解产妇有无流产史是十分必要的。然而,现实中总有一部分产妇在入院待产时,出于某种原因,不愿如实提供病史,不管做过几次流产或引产手术,都说成是第一胎,是初产妇,这是对自身健康不负责任的表现。

什么是羊水过多

从妊娠早期开始,羊水量与日俱增,至最后 4 周开始减少。足月妊娠的羊水量为 1000 ~ 1500 毫升,妊娠任何时期,羊水量超过 2000 毫升者,称为羊水过多。羊水增加速度缓慢者,称为慢性羊水过多;短期内羊水急剧增加者,称为急性羊水过多。羊水过多多见于胎儿畸形、双胎、糖尿病、母儿血型不合等患者。

急性羊水过多患者,常产生严重的压迫症状。主要症状有:

(1)腹部胀痛、消化不良;

(2)膈肌上升、心脏移位,影响心肺功能,出现呼吸急促、心悸、脉速,不能平卧;

(3)因腹腔压力高、静脉回流受阻,出现外阴及下肢水肿、静脉曲张。因子宫

张力过高,容易发生早产,合并妊娠高血压综合征多;

（4）胎膜破裂时,大量羊水迅速流出,子宫骤然缩小,易引起胎盘早剥;

（5）脐带可能随羊水冲出而致脐带脱垂。产后因宫缩乏力而致产后大出血。

腹部检查:腹壁紧张,皮肤发亮,腹部比妊娠月份显著膨大,宫底高度及腹围大于正常妊娠;

（6）触诊有液体震动感,胎位异常,多扪不清,胎心遥远或听不清,胎头浮沉感明显。

 ## 什么是羊水过少

羊水少于300毫升者,为羊水过少,最少可能仅只数十或几毫升的暗绿色黏稠混浊液体。

羊水过少发生在孕早期,胎膜可与胎体粘连。在中、晚孕期,四周压力可直接作用于胎儿,从而可引起各种不同的畸形。因羊水少,胎儿生长发育将受到限制,甚至影响到肺的发育。孕时胎儿肺泡吸入适量羊水,有助于其膨胀和发育。分娩时,胎儿因羊水过少易发生宫内窘迫,新生儿窒息及围产儿死亡率都较正常高出多倍。

>> **专家叮嘱**

如能注意以下数项,则对于预防羊水栓塞有利。

（1）人工破膜时不兼行剥膜,以减少子宫颈管的小血管破损。

（2）不在宫缩时进行人工破膜。

（3）掌握剖宫产指症,术中刺破羊膜前保护好子宫切口上的开放性血管。

（4）掌握缩宫素应用指症。

（5）对死胎、胎盘早剥等情况,应严密观察。

（6）避免产伤、子宫破裂、子宫颈裂伤等。

当怀疑羊水过少时,可用超声检查来明确诊断。若羊水暗区垂直深度小于3.0厘米,可诊断羊水过少。孕晚期(28周以后)羊水最大暗区最大深度少于2.0厘米才可以诊断为羊水过少。

孕足月时,如确诊为羊水过少,应考虑终止妊娠。估计胎儿短时间内不能娩出,必要时在排除胎儿畸形的情况下,剖宫取胎。

职业女性分娩前须知

怀孕、分娩是女性一生中的大事,对于职业女性来讲,有了事业还不算成功。只有经历了怀孕、分娩之后,才算拥有了一个完整的人生。那么,职业女性在这段时间应注意些什么呢?

1. 避免接触有毒有害的作业环境

某些职业性有害因素(如苯、汞、铅、氯、二硫化碳等)可影响受精卵发育,尤其是妊娠 3～8 周时是胎儿主要器官的形成期,是致畸敏感期。此期间,请您尽可能避免频繁光顾可能存在有害因素的"一线"环境中去。

2. 定期进行产前检查

除常规检查外,还应包括胸部透视、肝肾功能检查及母血胎甲球蛋白(AFP)的测定等,便于准确的产前诊断。

3. 合理摄入营养

除保证每日蛋白质和热量的摄入外,还须保证钙、铁、锌及多种维生素的供给。

4. 避免加班加点,保证充足休息时间

随着妊娠月份的增加,母体的负担将日益加大,为保护你自身及胎儿健康,不宜在正常工作日外延长工作时间,而且,在工作期间,也应当安排一定的休息时间。

5. 产前至少休息两周

孕晚期是分娩的准备阶段,此时胎儿发育迅速,母体负担最重,所以您在产前休息两周很有必要,它有利于胎儿的健康发育及您在产后的乳汁的正常分泌。

>> 爱心贴士

产前应喝利产汤粥:

(1)紫苋菜粥:将紫苋菜 250 克洗净切丝,粳米 100 克洗净,加水煮粥,粥将成时加入适量猪油、精盐、味精、紫苋菜,粥熟即可食用。产妇临盆时食用,能利窍滑胎易产。

(2)空心菜粥:将空心菜 150 克洗净切碎,粳米 100 克洗净,加水煮粥,粥半熟放入空心菜、精盐、猪油、味精各适量煮至粥成。产妇临盆前吃,滑胎易产。

第五章

异常分娩的护理

影响分娩主要因素:产力、产道、胎儿和精神因素。任何一个或多个因素发生异常,以及四个因素不能相互适应时,使分娩过程受阻,称异常分娩,俗称"难产"。面对此问题要及时处理,做好护理,保证母子健康。

如何预防异常分娩

分娩时,产力、胎儿及产道间存在着一定的矛盾。在正常情况下,矛盾经过一系列转化统一后,胎儿就能顺利娩出;反之,如矛盾得不到转化统一,或产力、胎儿及产道中因任何一个或数个因素不正常、得不到纠正时,分娩就可能发生困难,称异常分娩,俗称"难产"。顺产和难产在一定条件下,可相互转化,如果分娩处理不当,顺产可变为难产;相反,有可能发生难产者,经正确处理,及时了解产程中出现的矛盾,就可能使难产转化为顺产。

做好产前检查工作,异常分娩发生率可以大为减少。胎儿及产道异常,在产前检查时大都可以发现。胎位不正者,可设法纠正;骨盆狭窄者,医生可根据其狭窄程度,对分娩方式做出初步估计。医生还会为我们做好必要的产前解释工作,纠正贫血,改善营养,防治妊娠高血压综合征及其他妊娠并发症等,这足以增强母子健康,保障妊娠分娩的正常进行。

流产的护理

妊娠不够28周,胎儿体重不到1000克,由于某种原因使其妊娠中断者,称之为流产。

引起流产的因素：

1. 胎儿和胎盘因素

如果发育异常，可能出现有胎囊而无胚胎，或胎儿生长发育障碍，这样大多在怀孕早期就会流产，所以保胎也没有什么意义。

2. 母体因素

因急、慢性传染病而导致先兆流产者，最好不保胎，因胎儿的质量不是很好，待母体所患疾病痊愈后再怀孕更为合适。如果母体生殖器官有某些疾病而不易怀孕，此次怀孕后出现先兆流产，只要胎儿发育正常就应尽量保胎，直至分娩。

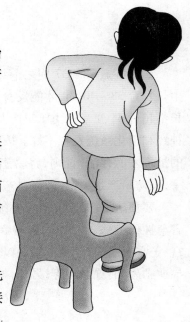

3. 外部因素

如因过劳、外伤、精神刺激、性交等因素导致先兆流产，而胎儿发育正常者，应尽量保胎。如果是接触有害物质，造成慢性中毒而引起先兆流产，因胎儿中毒已造成了不良后果，一般不易保住胎，也不应该继续保胎。

先兆流产是否需要保胎，要根据不同情况进行具体分析，然后再做出决定，这样比较客观全面和切实可行。

怎样预防和避免流产？

（1）急性传染病须待痊愈后一段时间方可怀孕。慢性病病人则应治疗到病情稳定并经专科医生认可后才能怀孕。

（2）对于有流产史的夫妇，应及时到医院检查，查清引起流产的原因，无论是夫妇哪一方有问题，都应及时治疗，治愈后再要孩子。

（3）已经怀孕的妇女，要避免接触有害化学物质，如苯、汞、放射线等。怀孕早期应少到公共场所去，避免病毒及细菌感染。如果孕妇患了病，要及时在医生的指导下服药治疗，不可自己随意用药。

（4）早孕期（孕12周内）除注意饮食卫生，避免过度劳累外，还要避免过分紧张，保持情绪稳定，以利安胎。妊娠的最初3个月不要同房。如果经检查，胎儿发育异常，医生认为应做刮宫术时，病人不宜拖延，以免造成失血过多（甚至休克、死亡）或形成影响今后生育的内生殖器炎症。须知大多数流产掉的胚胎一般都是有先天缺陷的，属于自然淘汰之列，切不可因小失大，危及孕妇健康。

早产的护理

妇女妊娠28～37周之前终止者,称为早产。正常情况下,胎儿应在母亲子宫生长发育38～40周,才能发育成熟,降临人间。早产儿体重一般不足2500克,身长不超过45厘米。由于早产儿的身体小、体重轻,各个器官尚未发育成熟,尤其是神经和消化系统发育不好。因此,早产儿离开母体后存活的能力差,必须给予特殊的护理才能存活,否则,将易患各种病,使死亡率增高。因此,降低早产儿的死亡率,预防早产是关键,即使早产儿存活下来,往往发育不良,常常遗留各种后遗症。

要预防早产儿的降生,必须搞清楚引起早产的原因。早产的主要原因:母体患有急性传染病、心脏病、肾脏病、严重贫血、高血压等;母体生殖器官异常,如双子宫、子宫肌瘤、宫颈重度裂伤以及妊娠异常,如双胎、羊水过多、胎盘功能不全、胎盘早期剥离、前置胎盘等;另外,外伤和不节制房事也是早产的因素。

过期妊娠的护理

凡平时月经周期规则,妊娠达到或超过42周尚未临产者,称为过期妊娠。正常怀孕以280天计算,即为40周。推算预产期的方法是从末次月经来潮第一天算起,月份减3或加9,日数加7天为预产期。

1. 导致过期妊娠的病因大概有以下几种:

(1)胎盘缺乏硫酸酯酶,是一种罕见的X性连锁遗传病,均见于怀男胎病例,胎儿胎盘单位不能合成雌激素是分娩动因不足的缘故。若给孕妇注射硫酸脱氢表雄酮后,血浆雌激素值未见升高,即可诊断。

(2)无脑儿畸胎不合并羊水过多时,由于胎儿无下丘脑,使垂体肾上腺轴的发育不良,由胎儿肾上腺皮质产生的肾上腺皮质激素及雌三醇的前身物质硫酸脱氢表雄酮缺乏及小而不规则的胎儿,不足以刺激子宫下段引起宫缩,孕周可长达45周。

>> **妈妈宜知**

产道是胎儿分娩的通道,包括骨产道和软产道。软产道包括子宫、子宫口、阴道、外阴等。如果孕妇存在骨盆狭窄或骨盆偏斜,软产道有肿瘤阻挡、阴道横隔、阴道纵隔等情况,或子宫颈不能很好地扩张者,就会导致分娩受阻,甚至难产。

（3）内源性前列腺素和雌二醇分泌不足而孕酮水平增高。

（4）同一妇女往往出现多次过期妊娠，或见于某一家族，提示可能与遗传有关。

2.过期妊娠对胎儿及其孕妇的危害

（1）胎盘因素

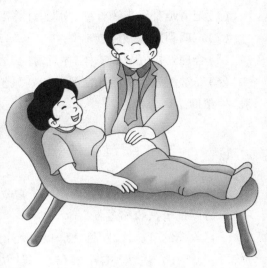

胎盘老化，胎儿缺氧，妊娠时间超过42周，胎盘绒毛和体细胞层下出现纤维蛋白沉积，绒毛发生梗塞，胎盘表面出现白色钙化点，这些现象均表明胎盘老化，功能减退。胎儿对氧的获得通过胎盘。胎盘功能低下，直接影响胎儿氧供给。过期妊娠的新生儿死亡率比足月正常分娩的新生儿高35倍，死亡率高13倍，死胎率高4倍。如果妊娠超过44周，胎儿宫内窘迫发生率高达90%，新生儿窒息率为40%。如果妊娠超过45周，胎儿宫内窘迫发生率几乎达到100%，新生儿窒息率达60%。

（2）羊水量减少

妊娠时，子宫内充满羊水，胎儿生活在羊水中，因而羊水是胎儿正常生长发育的外部环境，羊水量正常是妊娠情况良好的标志之一。妊娠时间延长，超过42周后，羊水量就会减少，甚至不足100毫升。羊水过少对分娩不利，可致宫口开张缓慢，第一产程时间延长。

（3）伤害胎儿

过期妊娠时，由于胎盘老化，功能低下，胎儿从胎盘中获得的营养物质相对不足，甚至可发生营养不良。胎儿表现为皮下脂肪过少，皮肤有皱褶，头发与指（趾）甲较长，外貌有"小老人"之感。由于营养不足，妊娠时间虽较正常，但体重并无增加，有些反而降低。

（4）手术分娩可能性增加

过期妊娠时，由于胎儿状况不佳，胎儿颅骨又较硬，骨缝变窄，在分娩中胎头不变形以适应产道，发生难产。故多需手术助分娩，统计显示手术者达63.8%。

（5）新生儿并发症增加

据临床资料统计，过期妊娠所生的新生儿，各种并发症比正常妊娠足月儿明显增加,如新生儿颅内出血发生率可高达25%,吸入性肺炎发生率达37%。其中,如酸中毒等发生率也均较高。

3.孕妇应尽量避免过期妊娠

(1)记清楚月经来潮日期、周期,计算准确预产期;

(2)定期到医院做检查;

(3)合理安排好孕妇工作、休息时间,适当参加体育活动,切忌长期休息不动;

(4)经常注意腹中胎儿情况。如妊娠超过42周仍无分娩征兆,要及时到医院请医生帮助结束分娩。

子宫收缩过强的护理

子宫收缩过强一般分为:协调性子宫收缩过强和不协调性子宫收缩过强。

1.协调性子宫收缩过强

子宫收缩的节律性、对称性和极性均正常,仅子宫收缩力过强。无头盆不称,分娩可在短时间内结束,总产程在3小时以内者,称为急产,以经产妇多见。

急产时,产程进展迅速,宫颈、阴道及会阴来不及扩张而发生撕伤,在准备接产时,由于措手不及,以致消毒不严而导致感染。产后亦可因子宫肌纤维缩复不良而发生产后出血,胎儿则可因过强过频的宫缩而发生窒息或死亡。胎儿娩出时,胎头原来在产道内受到的高压突然解除,可导致颅内出血。因此,对先露部很低的经产妇,最好提前住院,以免发生意外。

2.不协调性子宫收缩过强

过强的不协调性子宫收缩可出现狭窄环,多因精神过度紧张,不适当的产科处理及滥用子宫收缩剂等,引起局部强刺激所致,多发生在子宫上下段交界处,也可在子宫颈外口及围绕胎体的最小部分,如胎颈、腰部等处常见。

>> 专家叮咛

当出现强烈宫缩时,应毫不迟疑地进医院分娩。医生则会按产妇情况对症处理,必要时也可以用药物抑制宫缩,使产程缓慢进展而避免急产发生。由于产程太短、分娩过急,产道会因胎儿急速通过而发生破裂,胎儿头部也会因来不及适应变形而产生颅内损伤等并发症。

另一方面，分娩突然发动，各种准备工作措手不及，以致就在家里或者在送往医院的途中分娩，难免发生意外。

所以，急产对母婴都是不利的，应当尽量防止急产的发生。

预防急产就要根据实际可能出现的情况，在怀孕晚期，做好分娩的准备工作。

因此，在宫缩时，胎先露不但不下降反而上升，宫口不但不扩张反而缩小；产程停滞，但此环的位置不随宫缩而上升，此点与病理缩复环不同，它不是子宫破裂的先兆征象。此时，应停止产科操作，减少刺激，给予镇静解痉剂，如肌肉注射杜冷丁100毫克，或肌注硫酸镁、苯巴比妥钠有时也有效。待环松懈后，再根据产科具体情况决定分娩方式。如子宫颈口已开全，可在乙醚麻醉下，经阴道助产，结束分娩。若经上述处理仍不放松且有胎儿窘迫者，应行剖宫产术。

产后心力衰竭的护理

患有心脏病的妇女，在怀孕和分娩时会发生心力衰竭，要注意预防。除此之外，在产后的 6～8 天内，尤其是产后 1～3 天，仍存有发生心力衰竭的危险，还必须做好预防工作。这里提出几点预防产后发生心力衰竭的注意事项：

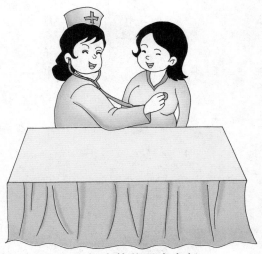

（1）产妇一定要好好休息。最好请别人帮忙带孩子，以保证充足睡眠，避免劳累。可以每天在床上活动下肢，以助心脏活动，5～7 天后再下地活动，下地活动也要循序渐进，先小活动，后大活动，根据身体状况来实行。

>> 专家叮咛

　　只要产妇身体健康，有经产道娩出的力量及正常产道、胎位正常，胎儿大小合适，无畸形，就不会发生难产。因此，产妇不可过于担心，一般顺利分娩是没有问题的。要知道，精神过度紧张，配合不好，也可以使分娩变得复杂。

（2）不要情绪激动。家中其他人不要惹产妇生气。

（3）饮食仍要限制盐量,最好食用低钠盐。多食容易消化的食物,不可吃太油腻的食品,以防增加消化负担。一次不要吃得过饱,特别是晚餐不要吃得过饱,最好少食多餐。

（4）要防止感染,垫抗菌护垫,产妇垫要经常更换,保持干爽。

（5）心功能为四级以上的产妇不宜哺乳,可采取人工喂养。

（6）产褥期内不可同房。

（7）掌握好做绝育手术的时间。做绝育手术一般在产后一周左右进行输卵管结扎手术,如果产妇心脏不好,有心力衰竭者,要在心力衰竭控制后才能做绝育手术。

新生儿篇

呵护我们的宝宝

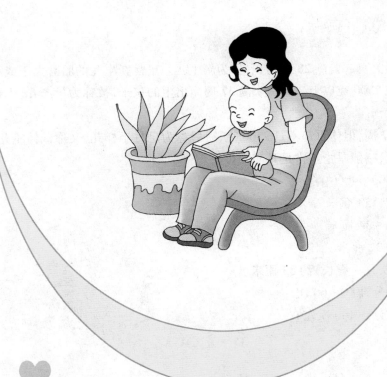

第一章

新生儿的发育特点

现在的新妈妈们都知道不少的医学常识,加上爱子心切,发现宝宝生长发育的实际状况与平均指标稍有些出入,就会觉得不对劲而焦急不安。掌握科学的育儿知识,比较全面地了解宝宝体重、身高的发育规律,更加有利于科学地促进宝宝的成长。

生长发育指标

孩子从出生之日起到满 28 天为止,称为新生儿。正常新生儿的胎龄大于或等于 37 周,体重在 2500 克以上。胎龄未满 37 周而出生的孩子,被称为早产儿,也称为未成熟儿。

若胎龄满 37 周,但体重却不足 2500 克,一般称为足月小样儿,又称低体重儿。平时说的新生儿,一般是指正常足月产的孩子。

体重　　2500～4000 克

身长　　47～53 厘米

头围　　33～34 厘米

胸围　　约 32 厘米

坐高　　（头顶～臀长）约 33 厘米

呼吸　　每分钟 40～60 次

心率　　每分钟 140 次左右

新生儿大便

新生儿一般在出生后 12 小时开始排便。胎便呈深绿色、黑绿色或黑色黏稠糊状,这是胎儿在母体子宫内吞入羊水中胎毛、胎脂,肠道分泌物而形成的大便。

3 ~ 4 天后,胎便可排尽。吃奶之后,大便逐渐转呈黄色。

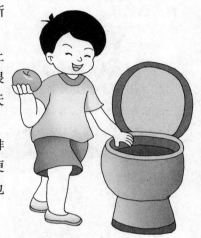

一般情况下,喂牛奶的婴儿大便呈淡黄色或土灰色,且多为成形便,常常有便秘现象。而母乳喂养儿多是金黄色的糊状便,次数多少不一,每天 1 ~ 4 次或 5 ~ 6 次,甚至更多些。

有的婴儿则相反,经常 2 ~ 3 天或 4 ~ 5 天才排便一次,但粪便并不干结,仍呈软便或糊状便,排便时要用力屏气,脸涨得红红的,好似排便困难,这也是母乳喂养儿常有的现象,俗称"攒肚"。

新生儿一日尿量

新生儿第一天的尿量很少,为 10 ~ 30 毫升。在出生后 36 小时之内排尿都属正常。随着哺乳摄入水分,孩子的尿量逐渐增加,每天可达 10 次以上,日尿总量可达 100 ~ 300 毫升,满月前后,每日可达 250 ~ 450 毫升。孩子尿的次数多,这是正常现象,不要因为孩子尿多,就减少给水量。尤其是夏季,如果喂水少,室温又高,孩子会出现脱水热。

新生儿的睡眠

新生儿期是人一生中睡眠时间最多的时期,每天要睡 16 ~ 17 小时,约占一天的 70%。其睡眠周期约 45 分钟。睡眠周期随小儿成长会逐渐延长,成人为 90 ~ 120 分钟。睡眠周期包括浅睡和深睡,在新生儿期,浅睡占 1/2,以后浅睡逐渐减少,到成年仅占总睡眠量的 1/5 ~ 1/4。深睡时,新生儿很少活动,平静、眼球不转动、呼吸规则。而浅睡时有吸吮动作,面部有很多表情,有时似乎在做鬼脸,有时微笑,有时撇嘴,眼睛虽然闭合,但眼球在眼睑下转动。四肢有时像舞蹈样动作,有时伸伸懒腰或突然活动一下。父母要了解孩子在浅睡时有很多表现,不要把这些表现当作婴儿的不适,用过多的喂养或护理去打扰他们。新生儿出生后,睡眠规律未养成,夜间尽量少打扰,喂养间隔时间由2~3小时逐渐延长至4~5小时,使他们晚上多睡白天少睡,尽快和成人生活规律同步。同样,父母精神好了,就能更好地抚育自己的孩子。

>> **妈妈宜知**

　　新生儿的正常体温在36~37℃,但新生儿的体温中枢功能尚不完善,体温不易稳定。受外界温度、环境的影响,体温变化较大。新生儿的皮下脂肪较薄,体表面积相对较大,容易散热,因此,对新生儿要注意保暖。尤其在冬季,室内温度要保持在18~22℃,如果室温过低,容易引起硬肿症。

🕐 新生儿的视觉

　　新生儿一出生就有视觉能力,34周早产儿与足月儿有相同的视力。父母的目光和宝宝相对视是表达爱的重要方式。眼睛看东西的过程能刺激大脑的发育,人类学习的知识85%是通过视觉而得来的。

　　新生儿70%的时间在睡觉,每睡2~3小时会醒来一会儿。当孩子睁开眼时,你可以试着让宝宝看你的脸,因为孩子的视焦距调节能力差,最好视焦距离是19厘米。还可以在20厘米处放一红色圆形玩具,以引起孩子的注意。然后,移动玩具上、下、左、右摆动,孩子会慢慢移动头和眼睛追随玩具。健康的宝宝在睡醒时,一般都有注视和不同程度转动眼和头追随移动物的能力。

🕐 新生儿的听觉

　　新生儿的听觉是很敏感的。如果你用一个小塑料盒装一些黄豆,在新生儿睡醒状态下,距小儿耳边约10厘米处轻轻摇动,新生儿的头会转向小盒的方向,有的新生儿还能用眼睛寻找声源,直到看见盒子为止。如果用温柔的呼唤作为刺激,在宝宝的耳边轻轻地说一些话,那么,孩子会转向说话的一侧。如换到另一侧呼唤,也会产生相同的结果。新生儿喜欢听母亲的声音,这声音会使孩子感到亲切,不喜欢听过响的声音和噪声。如果在耳边听到过响的声音或噪声,婴儿的头就会转到相反的方向,甚至用哭声来抗议这种干扰。

为了使孩子发展听力,你在喂奶或护理时,只要宝宝醒着,就要随时随地和他说话,用亲切的语声和宝宝交谈,还可以给宝宝播放优美动听的音乐,摇动柔和响声的玩具,给予听觉刺激。

 ## 新生儿的触觉

婴儿从生命的一开始就已有触觉。习惯于被包裹在子宫内的婴儿,出生后自然喜欢紧贴着身体的温暖环境。

当你抱起新生儿时,他们喜欢紧贴着你的身体,依偎着你。

当宝宝哭时,父母抱起他,并且轻轻拍拍他们,这一过程充分体现了满足新生儿触觉安慰的需要。

新生儿对不同的温度、湿度、物体的质地和疼痛都有触觉感受能力。就是说,他们有冷热和疼痛的感觉,喜欢接触质地柔软的物体。

嘴唇是触觉最灵敏的部位。触觉是婴儿安慰自己、认识世界,与外界交流的主要方式。

 ## 新生儿的味觉和嗅觉

新生儿有良好的味觉,从出生后就能精细地辨别食品的滋味。给出生后只有 1 天的新生儿喝不同浓度的糖水,发现他们对比较甜的糖水吸吮力强,吸吮快,所以喝得多;而比较淡的糖水喝得少;对咸的、酸的或苦的液体有不愉快的表情,如喝酸橘子水时会皱起眉头。

新生儿还能认识和区别不同的气味。当他开始闻到一种气味时,有心率加快、活动量改变的反应,并能转过头朝向气味发出的方向,这是新生儿对这种气味有兴趣的表现。

> **>> 妈妈宜知**
>
> 　　孩子一出生就已具备了相当的运动能力。当父母温柔地和宝宝说话时,他会随着声音有节律地运动。开始头会转动,手上举,腿伸直。当继续谈话时,新生儿可表演一些舞蹈样的动作,还会出现举眉、伸足、举臂,同时有面部表情,如凝视和微笑等。

第二章

新生儿的喂养

年轻的父母在享受新生命带来的喜悦与快乐的同时,还应掌握一些新生儿期的喂养方法和技巧。新生儿的喂养主要依赖乳类。母乳是最佳的天然食品。母乳中所含的各种营养素如蛋白质、脂肪、碳水化合物、矿物质、维生素、水分等,含量适中、比例适当、质地优良、最易于新生儿消化吸收。

母乳喂养的好处

母乳中的蛋白质容易消化吸收,又含有较多的乳糖,乳糖除对婴儿的大脑发育有利外,还能抑制大肠杆菌的繁殖,使肠炎发病率降低;母乳的脂肪球小,除了易于消化吸收外,所含人体必需脂肪酸对脑和神经的发育极为重要;母乳里含有免疫抗体,有广泛的抗细菌、病毒和真菌的抗体且活性高,特别是初乳,含有较多的蛋白质、丰富的抗体和微量元素,能增加婴儿的抵抗能力,使其少生病,有利于婴儿的生长发育;人乳的钙磷含量比例适当,故吸收利用较好;母乳

> **>> 妈妈宜知**
>
> 初乳中富含来自母体的抗体,所以,最好能鼓励妈妈们尽早让宝宝吸吮,以增加宝宝日后的抵抗力。喂母乳对妈妈宝宝都很重要。它能促进产后子宫收缩、帮助恶露排出,降低患乳腺癌的概率,更是产后瘦身的最佳方法。

喂养经济、简单、方便、温度适宜,不易被细菌污染,能增进母婴情感。人类的初步教育就是从母亲授乳之日开始的,母子之间这种无限温存的感情交流,有利于婴儿的身心健康和教养。其次,喂奶时,母亲能感觉孩子是否发热、胃口情况等,从而获得最早的发病信息。产后哺乳能加速子宫复旧,减少产后出血,有利于产后的康复,亦可利于延长生育间隔,还可减少发生乳腺癌和卵巢癌的危险。

母乳是婴儿最理想的天然食品,其所含的各种营养物质最适合婴儿的消化吸

收,且具有最高的生物利用率,其质与量随着婴儿的生长和需要呈相应的改变。因此,母乳喂养是保证正常婴儿健康成长的最佳喂养方法。

人工喂养不及母乳喂养,人工喂养奶具需要严格消毒。如果不是每次消毒,细菌容易生长繁殖,即使牛奶未变质,也对婴儿有害。由于牛奶中不含预防感染的白细胞和抗体,所以,人工喂养的婴儿较易患腹泻及呼吸道感染。配方奶粉比例接近母乳,但其防感染和易消化等作用也不能与母乳相提并论,且价格较高,经济负担较重。

 ## 怎样保证产后有足够的乳汁哺乳

乳汁的多少与它的产生和排出有关。乳汁的产生是通过泌乳反射来完成的。在脑底部的脑下垂体前叶分泌一种泌乳素,可使乳房的腺体细胞分泌乳汁。婴儿的吸吮,刺激乳头的神经末梢,这个刺激传到脑下垂体的前叶,产生泌乳素,再经过血液输送到乳房,使乳腺细胞分泌乳汁。吸吮的次数越多,乳房排空得越好,分泌的乳汁就越多。相反,如果乳房排空不好,就会抑止乳房泌乳。所以说,乳房是一个勤奋的供需器官,需要得越多,供给得就越多。

产后为了有足够的乳汁,需要做到如下几点:

(1)母亲要有自信心,精神愉快,放松、不急躁。

(2)按科学的道理哺喂,在产后及早开奶,按婴儿的需要随时喂奶,喂奶姿势要正确。

(3)母亲在喂奶期间,应保证足够的营养和合理平衡的膳食,不挑食、不偏食,多喝汤水等;按孩子的生活规律,尽快与之同步,孩子睡,妈妈也睡,孩子醒了,就要做好喂奶的护理,尽量保证休息好。在喂奶过程中,妈妈难免受到环境、情绪的影响,有时奶量会减少,这叫"暂时母乳不足"。只要坚持母乳喂养,让孩子勤吸吮,很快奶水又会多起来的。

 ## 双胞胎宜怎样喂养

双胞胎新生儿绝大多数不是足月分娩,发育还不成熟。双胞胎新生儿的胃容量小,消化能力差,因此,宜采用少量多餐的喂养方法。

双胞胎出生后12小时就要喂哺50%糖水20~50克。这是因为双胞胎儿体内不像单胎足月儿,有那么多的糖原储备,若饥饿时间过长,可能会发生低血糖,影响大脑的发育,甚至危及生命。如果足月分娩的双胞胎,条件允许也可以提前尝试吸吮母乳。

第二个 12 小时内可喂 1 ~ 3 次母乳。此后,体重不足 1500 克的新生儿,每 2 个小时喂奶 1 次,每 24 小时要喂奶 12 次;体重 1500 ~ 2000 克的新生儿,夜间可减少 2 次,每 24 小时喂奶 10 次;体重 2000 克以上的新生儿,每 24 小时要喂奶 8 次,每 3 个小时喂奶 1 次。采取这种喂法是因为双胞胎儿身体瘦而轻,热量散失较多,热能需要按体重计算比单胎足月儿多。

若是没有母乳或母乳严重不够,才可用牛奶和水配成 1∶1 或 2∶1 的稀释奶,再加 5% 的糖喂给新生儿。对于缺乏吸吮能力的新生儿,可用滴管滴入口中。

在双胞胎出生的第 2 周,应补充鲜橘汁、菜汁、钙片、鱼肝油等;从第 5 周起,应增添含铁丰富的食物,如肝泥糊、宝宝福等。但 1 次喂入量不宜太多,以免引起消化不良,导致腹泻。

双胞胎由于全身器官发育不够成熟,血浆丙种球蛋白低,对各种感染的抵抗力弱,因此,在喂养时,要特别注意卫生,奶头、奶瓶要保持清洁,每次用前要清洗,用后要消毒。

母乳喂养的次数和时间

哺乳不需要固定时间,也不必限制次数。应实行按需哺乳,即婴儿什么时候饿了就什么时候喂。当然,大部分母亲在哺乳几天后即可掌握规律。一般在生产后头几天,每天可喂 8 ~ 10 次,待乳量增多、婴儿睡眠时间延长后,每天的哺乳次数可相应减少。大部分婴儿每 3 ~ 4 小时吃 1 次奶,有些孩子 2 小时吃 1 次。

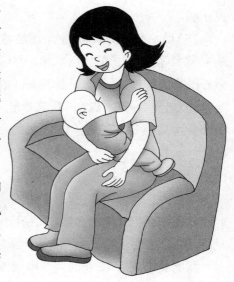

随着孩子的生长发育,吃奶间隔时间和每次吃奶持续的时间都会逐渐延长。养成规律的哺乳习惯,可便于母亲休息和生活安排。到了 3 个月后,夜间可少喂 1 次,5 个月后每天喂 5 次也就够了。

每次哺乳时,乳汁的前半部分和后半部分的营养成分是不一样的。前半部分乳汁较黏稠,富含蛋白质、乳糖、维生素和无机盐,后半部分则有 50% 为脂肪,这两部分的乳汁对孩子来说都是非常需要的。一般连续吸吮 4 分钟可获得 80% 的乳量,10 分钟时几乎达 100%,所以,每次喂奶 10 ~ 15 分钟就可以了。

由于宝宝的体质、吸吮能力和习惯不同,所以,乳母在喂奶时要根据具体情况来观察掌握,对于早产儿和低体重儿,可适当增加喂奶次数,授乳时间也可适当延长。

>> **专家叮咛**

　　宝宝出生 3 ~ 4 天后,因生理性脱水,体重会有所下降,这很正常。宝宝充分吃奶后,体重马上就能恢复,并持续增长。

判断新生儿饱不饱

许多刚做妈妈的人都很烦恼,不知道该喂宝宝多少奶。特别是晚上,小宝宝半个小时就要吃 1 次奶,吃一会儿就睡着,过不了多久又要吃,不知道是奶水不够还是宝宝有问题。那么,怎样才能判断宝宝吃得饱不饱呢? 判断新生儿饱不饱有 4 点:

根据新生儿下咽的声音

宝宝平均每吸吮 2 ~ 3 次,可以听到咽下一大口,如此连续约 15 分钟就可以说是宝宝吃饱了。如光吸不咽或咽得少,说明奶量不足,新生儿根本没办法吃饱。

新生儿吃饱后应该有满足感

如果新生儿吃完奶后,他对你笑,或者不哭了,或马上安静入睡,说明孩子吃饱了。如果吃奶后还哭,或者咬着奶头不放,或者睡不到两小时就醒,都说明奶量不足,宝宝没有吃饱。

注意大小便次数

每天小便 8 ~ 9 次,大便 4 ~ 5 次,呈金黄色稠便;喂牛奶的新生儿其大便是淡黄色稠便,大便 3 ~ 4 次,不带水分,这些都可以说明奶量够了。如果不够,则尿量不多,大便少,呈绿稀便。

看体重增减

体重增减是最能说明问题的指标。一般来说,足月新生儿头 1 个月,每天可增长 25 克体重,第 1 个月增加 720 ~ 750 克,第二个月可增加 600 克。如果是体重减轻了,要么有病,要么喂养不当。喂奶不足或奶水太稀导致的营养不足是体重减轻的因素之一。

注意到以上 4 点,就可以很容易判断宝宝到底吃得饱不饱了。

正确的挤乳法

(1)洗净双手,用双手环握乳房,两个拇指按在乳房上方,其他手指放在乳房下方。

(2)用两个拇指和其他手指轻轻地、稳固地挤压乳房的外围部位,顺着向前推动,重复10 次。

(3)在乳房外围部位和乳头之间重复挤压十次,刺激乳汁流入管道到乳晕内的凝乳池。

(4)用一只手握住乳房,另一只大拇指和食指的指尖置于乳晕的两侧。拇指和其余手指向后朝肋骨方向按压,然后,轻而有节奏地用手指捏紧挤乳。如无乳汁立刻流出,可继续做下去。

(5)环绕着乳晕移动你的手,使所有部位都能受到压迫。持续挤压 10 分钟左右,再挤压另一只乳房,然后回到第一只乳房。重复整个过程。

>> 妈咪课堂

学会使用挤奶器。

橡皮球头式吸奶器:

(1)把吸奶器的开口紧贴在乳头上,形成一个气密封。

(2)有节奏地挤压乳头,直到乳汁流出充满凝乳器。凝乳器装满时,把乳汁倒出,重新开始再吸。

用泵挤奶:

(1)按说明装好挤奶泵,把挤奶泵的开口紧贴在乳头上,形成一个气密封。

(2)握着挤奶泵的末端,抵住你的乳房,轻轻地把筒心往外拉出并向下活动。

夜间喂奶须知

母亲有奶的时候,夜里喂奶就形成了"陪着睡"的方式,深夜里在床上陪着孩子睡,醒了喂母乳,这种形式对大人和孩子都轻松。只不过孩子睡着后要注意让他离开乳房。但"陪着睡"仍然被西洋式育儿方法所排斥,这是因为他们非常注重一个房间只能夫妇两个人睡的习惯,认为这样不利于培养孩子的自立性。可是断乳并不是自立,肌肤的接触对于才刚刚 7 个月的婴儿还是必要的。

7 个月的婴儿夜里哭闹的原因,有的是因为睁开眼睛时由于黑而不安,于是用哭声来求得最大的保护者母亲的爱抚。对被母亲抱一抱就安静下来,一会儿就睡了的孩子就要抱抱他。对只抱抱还不行,还要吃奶的孩子就必须给他喂奶。不管是牛奶,还是母乳,总之要满足他,尽快地使他睡去。

夜间喂奶只要对孩子的成长有利,让孩子睡好觉,怎样做都没关系,不必拘泥于形式。

怎样进行人工喂养

人工喂养是指喂牛、羊奶,奶粉,豆浆或其他代乳品,虽然没有母乳好,但也含有新生儿所需的一些营养物质,因此,只要选择优质乳品或代乳品,调配得当,注意卫生,也能满足小儿生长发育的需要。具体操作方法如下:

(1)宝宝使用的奶瓶及其他喂奶器具需要消毒,消毒时可以使用专门的消毒锅进行消毒,也可以用开水烫 5 分钟。

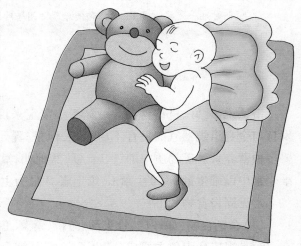

(2)如果给宝宝喂的是配方奶粉,应该听取儿科医生的建议,挑选最适合宝宝的配方。冲配、储存奶粉时要严格按照包装上的说明去做。

(3)配方奶粉可以在常温下饮用或是稍微加热后饮用。热奶的时候可以把奶瓶在热水里放5分钟。给宝宝喂奶前,把奶摇匀后,滴儿滴在手腕上,试一下温度。

(4)喂奶时选择合适的姿势。为了建立母婴间的亲密关系,让宝宝的脸和乳母的胸部保持在同一水平线,这是进行眼神交流的最佳角度。同时,用枕头支撑乳母的胳膊或是宝宝。

(5)适时调整奶瓶的角度,始终保证奶液填满瓶颈,这样可以避免宝宝吸入太多的空气。

(6)有规律地倒换胳膊可以减少不适的感觉,宝宝也能学会适应面向不同的方向进食。

(7)和母乳喂养一样,在宝宝吃完之后,同样要轻拍他的后背,让他嗝出吸入的空气。

(8)让宝宝决定自己的食量。如果宝宝吃得不专心了,或是把奶瓶推开,把头扭开,就说明他差不多吃饱了。不要逼着宝宝把瓶里的奶喝光。

(9)每次喝剩的奶一定要倒掉。

>> 妈咪课堂

　　妈妈把婴儿抱起来,抚摸婴儿,逗弄他玩儿会使他很满足,不但可以安抚他的情绪,而且会使婴儿的身心得到发展,这一点对婴儿以后性格的形成也是十分重要的。有人说:"婴儿被抱惯了,一会儿不抱就哭。"这种想法从婴儿发育成长来看并不正确。虽然可能会养成不抱就哭的习惯,不过婴儿需要适度的怀抱,这不但有利于孩子身心的发育,而且会在母子之间建立起永不磨灭的情感。

　　喂奶时也一定要抱着喂,这样会使母子之间缔结深厚的情感,使宝宝快速成长。

宝宝的牙齿与营养

俗话说,牙好,胃口就好。可对于小宝宝来说,吃得好,牙就好。虽然,乳牙的发育与全身组织器官的发育不尽相同,但是,乳牙和它们一样,在成长过程中也需要多种营养素。矿物质中的钙、磷、镁,其他如、氟、蛋白质的作用都是不可缺少的;维生素中以维生素A、维生素C、维生素D最为主要。

常见固齿食物如下:

(1)含钙食物:如虾仁、骨头汤、海带、紫菜、鱼松、蛋黄、牛奶和奶制品。

钙是组成牙齿的主要成分,少了它,乳牙就会长不大。

（2）含磷食物：如肉、鱼、奶、豆类、谷类以及蔬菜。

磷能让小乳牙坚不可摧。

（3）含氟食物：如海鱼、茶叶、蜂蜜。

咀嚼含氟丰富的食物就和用含氟牙膏刷牙一样能防止细菌所产生的酸对牙齿的侵蚀，抑制细菌中的酶而阻碍细菌的生长。

（4）含蛋白质的食物：如各种动物性食物（如肉类、鱼类、蛋类等）、牛奶及奶制品中所含的蛋白质属优质蛋白质。植物性食物中以豆类（尤其黄豆）所含的蛋白质量较多。它对牙齿的形成、发育、钙化、萌出也起着重要的作用。

（5）含维生素 A 的食物：如鱼肝油制剂、新鲜蔬菜。可以维护牙龈组织的健康。

（6）含维生素 C 的食物：新鲜的水果如橘子、柚子、猕猴桃、新鲜大枣。牙釉质的形成需要维生素 C。

（7）含维生素 D 的鱼肝油制剂，另外，日光照射皮肤可使体内合成维生素 D。缺乏维生素 D 会造成宝宝牙齿发育不全和钙化不良。

📞 新生儿吐奶怎么办

新生儿在出生 15 天后经常吐奶。有的刚一吃就吐出来，有的吃过奶 20 分钟以后，才突然把奶吐出来。刚一吃完就马上吐出来的奶和原奶一样，而过 20 分钟以后吐出来的却像豆腐脑一样，这是受胃酸的作用而形成的，说明奶在胃里已经停留了一段时间。

新生儿一边吃奶一边从嘴角往外流奶时，母亲尚不担心，但当像喷水似的往外吐奶时，父母就会担心是不是有什么不对的地方了，以为一定是吃奶的姿势不好而吸进了空气所引起。而在吃完奶把新生儿直立起来让其打嗝后，仍然吐奶，起初是 1 天 1~2 次，慢慢地次数越来越多，有的新生儿还边吃边吐。仔细观察一下就会发现，隔一段时间吐出来的奶，只有像豆腐脑似的奶块而没有其他东西。新生儿在呕吐前和呕吐后都没有痛苦，精神也没什么不好。

> **>> 专家叮咛**
>
> 在新生儿吃完奶 15 分钟内睡着了时，大人一定要守在旁边。这是因为当过了 20 分钟或者 30 分钟新生儿吐奶时，可防止奶块进到气管里而引起窒息。如无法在旁边照看时，侧睡比较安全。

去看医生后大都诊断为"幽门痉挛"。健康的新生儿就是要吐奶的,不要被"幽门痉挛"的名称吓倒。无论是谁,呕吐时,如果幽门不发生痉挛收缩是吐不出来的。

对于爱吐奶的新生儿没有什么特别的治疗方法。无论是母乳喂养还是人工喂养都会发生吐奶,可以稍微减少一点奶量。但这样做会由于喂奶量少而增加喂奶次数。

吐奶最严重的阶段是1个星期左右,所以,这时新生儿稍有点瘦。尽管吐奶是难以完全避免的,但糖水或果汁可以起到缓解新生儿吐奶的作用,如果新生儿可以喂糖水或果汁了,就可以让新生儿喝一点,这样做是为了防止新生儿脱水,但绝对不可多喂。

喂过奶后,母亲要把新生儿上身直立起来,让其打嗝,排空胃里的空气。

第三章

新生儿的日常护理

在母体里,妈妈就是宝宝的保护伞,等到宝宝脱离母体,来到外面的世界,就需要一些外在的"保护伞"了,看一看,小宝宝都需要什么行头?

怎样为新生儿换尿布

尿布一湿,新生儿就不吃奶了,而且也容易长痱子和尿布湿疹。所以,尿布要勤换。新生儿的尿布宜选用质软、耐洗、易干及吸水性强的棉布,最好用干净柔软的旧布改做,尿布不宜过宽、过厚。新生儿出生后第二周开始,一昼夜排尿 20 次左右,排尿时都要高声啼哭,此刻须给新生儿换尿布。给新生儿换尿布是新生儿照料中的一门必修课,这其中有许多的学问。

尿布的垫法

尿布的垫法有多种,但在新生儿期间,特别要注意避免股关节脱臼。

新生儿的腿,总是两腿伸开呈"M"形的姿势。如果强拉伸直固定的话,会引起股关节脱臼。所以,必须在不破坏腿的自然姿势的前提下垫换尿布。

>> 妈咪课堂

垫尿布时,尽量要松一些,垫上胯股部分就可以了。如果用尿布和尿布罩、衣服等将新生儿的下半身勒得太紧,不仅会妨碍新生儿的腿部运动,也会妨碍新生儿的呼吸运动。绝对不能用早年常见到的那种从腰到脚层层缠绕的方法。

在婴儿成长过程中,父母要不断变换尿布的叠法和垫法。出生后 3 个月之内,尿量少,用长方形尿布竖着叠两折(正方形尿布竖着叠四折),只垫在胯下就可以了。尿布罩要用胯裆间宽大的,以不会勒紧新生儿的腿部的较好。一定不要用太紧的。

3个月以后,尿量增多,长方形尿布得用两块才能不漏尿。正方形尿布最好变换一下叠法。

换尿布的前后工作

换尿布之前,要先做好准备,然后快速换上。在冬季,要用暖炉将尿布烤暖和,换尿布人的手也要暖和。

大便后换尿布时,应先用尿布上的干净的部分擦屁股,再用脱脂棉或纱布浸泡在热水里,拧干后擦干净。小便后换尿布时,也应这样做。但由于新生儿小便比较勤,皮肤未受损的新生儿很容易导致发炎,所以尽管麻烦些还是轻轻地擦一擦为好。

给女孩子擦粘在屁股上的大便时,要从前向后擦。因为大便中的大肠杆菌容易进入阴部,有引起膀胱炎的可能。给男孩子擦时,要看看阴囊上是否粘着大便。

换完尿布,一定要洗手以保持清洁。

尿布晾干时,在日光照射下好好地晒晒也是消毒的一个手段。在室内晾干时,可用熨斗烫干,即可达到消毒的目的,又可以去掉湿气,新生儿也会感到舒适。

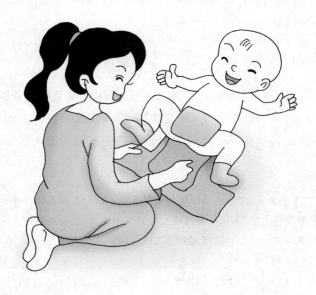

怎样为新生儿穿、脱衣服

为新生儿穿衣、脱衣看起来似乎是小事,但也绝对不能马虎。新生儿实在太过娇嫩了。穿套头汗衫再穿连衣裤为新生儿穿衣的基本的顺序。

把新生儿放在一个平面上,察看尿布是否干净,不干净的需要更换。穿汗衫时,用两拇指从衣服下端到颈部撑开。

把汗衫的颈部套过新生儿的头,同时要把新生儿的头稍微抬起。把右衣袖口弄宽并轻轻地把新生儿的手臂穿过去。另一侧同样这样穿。

把汗衫往下拉,解开连衣裤的纽扣,同时注意新生儿有什么变化。

把连衣裤展开,平放备穿用。抱起新生儿放在连衣裤上面。

把右袖弄成圈形,通过新生儿的拳头,把他的手臂带出来。同时把袖子拉直,另一侧做法相同。

而为新生儿脱衣的基本顺序则为先脱连衣裤,再脱汗衫。

先把新生儿放在一个平面上,从正面解开连衣裤的套装。如果这时要换尿布,应先轻轻地把双腿拉出来。

把新生儿的双腿提起,把连衣裤往上推向背部到其双肩部。

轻轻地把新生儿的右手拉出来。另一侧做法相同。脱汗衫与之相同。

怎样抱新生儿

新生儿出生后的一段时间里,尚不能控制自己的头。因此,当妈妈欲抱新生儿时,注意新生儿的头是关键。所以抱起时,要把手伸过新生儿的颈部,将他的头托起,另一只手放入他的背部和臀部下面,两手共同托起新生儿。用这种方法抱新生儿,就能很容易且安全地转移到任何地方。同时要做到轻柔,切不可用力过猛,以免造成新生儿损伤。

在抱新生儿的时候,应把他抱在左侧。这是因为人类的心脏位于胸腔左侧。母亲把孩子

>> 妈咪课堂

小儿初生,乍离母腹,犹如嫩草之芽,幼蚕之苗,肌肤娇嫩,抗病力弱,对外界环境还需要逐步适应,需要谨慎调养,精心护理,否则,稍有疏忽,即易患病,且多起病急骤,变化迅速,容易造成不良后果。

抱在左侧,就是使孩子靠近自己的心脏。据实验研究表明:正常的成人心音对新生儿的情绪具有一种安抚作用。

这种现象应该如何理解呢? 胎儿在子宫内,经常听到通过大动脉传到羊水中的母亲的心音。这种心音几乎是胎儿听到的唯一的声音刺激。在此期间,胎儿自动吸取营养和氧气,温度也保持恒定。这样,对胎儿来说,母亲的有节律的心音与勿须紧张的安宁状态之间就建立了联系,因而对心音节律产生了较深的体验和印象。而婴儿出生后,这种节律的感觉刺激中断了,就会感到不习惯。如果这时听到与母亲的心音节律相同的声音,就会引起胎儿期那种安宁的感觉体验吧。

 ## 怎样给新生儿洗澡

出生不久的新生儿,皮肤腺分泌旺盛,皮肤容易脏,而且易吐奶。如奶水流到脖子、后背或头发里未及时清洗,就会产生酸味,成为细菌生长繁殖的良好场所。

新生儿经常洗澡可以保持皮肤的全面清洁,洗澡又是促进血液循环的最好方法,可以预防疾病,对小儿的生长发育有很大的好处。但是刚出生不久的小儿身体柔软,脖子不能挺立,年轻的父母没有经验,给小儿洗澡时往往不知所措。如果方式方法不当,很容易对小儿造成伤害,引起疾病,特别是早产儿或体弱儿更要格外慎重。

温暖季节,每天给孩子洗澡 1 次,夏季可每天洗 2 ~ 3 次,寒冷季节可隔天 1 次。

> 洗澡时注意不要让孩子在热水中浸泡太久,否则易使孩子疲劳或着凉。所以应在短时间内尽快洗好,以 10 分钟左右最合适。

洗澡时要先洗脸,将毛巾浸湿后再拧干,先揩去眼角表面的分泌物,然后擦洗整个面部,最后清洗鼻孔。然后再洗头,即让孩子仰卧在大人的左手上,左手托住头,前臂托着腰背,再用肘和腰部夹住孩子的下肢,右手拿毛巾浸润头发,接着将新生儿洗发水抹在大人手上,再抹到孩子头发上,用指腹轻轻揉几下。洗完后再脱衣洗身体。

应当注意的是,脐带尚未脱落时不能洗盆浴,脐带刚脱下时,也应保护好脐部,不要让水浸湿了脐部,以免污水浸入而感染。给小儿洗身体时,应先洗上半身,再洗下半身,最后洗屁股。擦香皂时也应先抹在大人手上,再抹到小儿身上,最后清洗干净。

经常给孩子洗澡，不仅可以保护皮肤的清洁卫生，及时发现身上的疾病，而且能促进血液循环，有助于新生儿的生长发育。

> **>> 妈咪宜知**
>
> 洗澡完毕，应立即将孩子放在干浴巾上，用浴巾轻轻按压，擦干水，然后扑少许爽身粉，迅速穿好衣服，并注意保暖。总之，给孩子洗澡时，动作要轻柔、敏捷，每次洗澡的时间不宜太长，并注意不要让孩子受凉感冒。

"天灵盖"上的"护身符"能不能揭

有些新生儿，特别是较胖的新生儿在生下来不久，头顶前囟门的部位有黑色或褐色鳞片状融合在一起的皮痂，且不易洗掉，俗称"胎垢"。这是由皮脂腺所分泌的油脂以及灰尘等组成的，一般不痒，对孩子健康无明显影响。但是显得很脏，应该洗掉。有些老人认为"天灵盖"上的"护身符"不能揭，否则孩子会变成哑巴，会受凉生病，这种说法是没有任何科学依据的。

孕妇如果缺乏维生素 B_6 时，新生儿出生后大部分都有胎垢。若新生儿是以母乳喂养而出现的胎垢，是因为母乳中缺乏维生素 B_6。一般来讲，人乳中所含的维生素 B_6 不及牛乳多。因此，孕妇和乳母要适当地补充些维生素 B_6。然而，对于维生素 B_6 的吸收和利用需要镁的帮助，在补充维生素 B_6 的同时，还需要补充一些镁。有人曾给乳母每天服 250 毫克氧化镁和 25 毫克维生素 B_6，新生儿吃其乳汁后，胎垢很快就消失了。

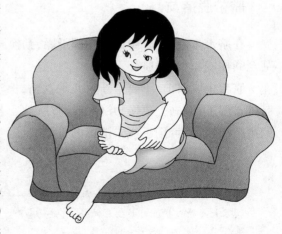

"胎垢"确实不易洗掉，有些家长用肥皂、香皂清洗，都无济于事，而且还会刺激孩子的娇嫩皮肤。这里介绍一个简单方法：可用维生素 B_6 软膏搽于头皮上，胎垢很快就可消失。也可用维生素 B_6 片剂，研成粉末，加入适量的植物油，如花生油、菜子油拌匀后,搽于患处,经数小时或隔天后,即可清除,再用温水洗净。

怎样保护新生儿的脐带

脐带剪断结扎后,一般 3～7 天干燥脱落,外部伤口愈合,形成向内凹陷的肚脐。因为脐带残端血管与新生儿的血管相连,如果保护不好,脐就会被细菌感染,出现脓性分泌物而引发脐炎,严重时细菌可进入小儿血循环引起败血症,甚至危及生命。

保持脐部干净整洁

脐部应保持干净清洁,不可潮湿,不可随便擦、蹭,在未脱落的日子里,应该用 0.75% 碘酊或 75% 酒精轻擦,每天 1～2 次。如果发现脐部及周围皮肤发红、有臭味、有脓、有血,则就是新生儿脐炎了,必须及时就诊。由于结扎脐带有各种方法,所以脐带脱落时间不一,有 1～2 天的,有 5～7 天的,10 天以上不脱落的应视为有脐炎存在,当干痂掉落后,伤口是淡红色,这时仍然应保持新鲜的表面干净清洁。

脐带脱落前

在脐带未脱落前,要保持脐部干燥,勤换尿布,将尿布上段反折垫厚,防止尿液甚至粪便浸渍,污染脐部。

脐带未脱落前,不要给新生儿洗盆浴,擦洗下身时,不要浸湿脐带包布。如果脐带布湿了,应马上更换,并仔细检查脐部。若发现分泌物,可用消毒棉签蘸 75% 的酒精擦拭,不可用手或未消毒的布擦拭。

> **>> 妈咪课堂**
> 国内外学者的统计资料已表明,在新生儿败血症中,脐部感染占 40%～50%。所以,家长要精心护理好新生儿的脐带,避免感染。

脐带脱落后

脐带脱落后,若局部不干净,母亲可在脐带处撒上消炎粉。即使脐带脱落后,创面很好,也应用 75% 的酒精擦洗创面,以保持清洁。脐部轻度感染,即脐轮红肿,脐部有少量渗液时,先用75%酒精消毒,然后涂上抗生素软膏。如脐部有少量脓性分泌物,除上述处理外,再用棉球蘸3%的双氧水洗脐孔,切不可用紫药水涂抹。

脐眼伤口上可见到一个小米粒大小的小眼,还可见到一颗鲜红的肉芽肿块,时不时流出一点淡淡的血水,这叫脐茸。涂擦外用药不管用,到医院让医生用1%的硝酸银烧灼(千万不可自行处理),烧灼不掉需切除。

有的脐带干痂脱落后,局部皮肤总是湿乎乎的,能湿透所垫的纱布,时不时流出清亮透明的液体,像水又像汗,还有尿臭味,这是脐眼上有个管子与膀胱相通了,因为该闭合的脐尿管生前没闭合,所以尿液渗出,并刺激脐周皮肤,还可以见到湿疹、发炎、糜烂,这叫脐尿管开放,必须外科手术切除。

作为小儿的家长,切莫轻看脐炎,不重视。如果处理不当,可酿成大病。引起脐炎的主要细菌是金黄色葡萄球菌和大肠杆菌,它们通过脐部进入体内,沿脐周皮下组织扩散,可形成腹壁蜂窝组织炎;向内入侵至腹膜可造成腹膜炎;侵入尚未闭合的脐静脉或动脉,可引起肝脓疡、败血症等严重疾患,甚至可危及小儿生命。

从新生儿的啼哭声中能听出什么

啼哭,是新生儿表达要求和反映外界影响的主要方式之一,如在饥饿、口渴、冷热、尿布包裹紧了、湿了或不舒服时都会哭,身体某处有疼痛时也会哭,另外,消化不良同样会哭。皮肤皱褶处被淹或屁股被淹时,也会因局部疼痛而哭闹。更多的时候是以哭来报告他的病痛,如患中耳炎因耳痛而哭闹,患疝气的孩子由于身体不适更是哭得厉害。如果出生后有颅内的出血或其他脑神经病变,孩子可有高而尖的哭叫声或出现无回声的尖叫,当病情垂危时,则可出现低弱的呻吟。所以,当听到孩子啼哭时,应仔细查找原因。

新生儿出生后,逐渐适应外界各种生活条件,养成不同的生活习惯,当未能满足他的需要时,或改变了已往的习惯时,他就会用哭声的形式表达出来。由此可见,当听到新生儿哭时,需认真辨别,究竟哪些是生理性的,哪些属于病理性的,不可忽视,也不要过于紧张,要善于发现并加以鉴别,不要一哭就给奶吃。

可见,哭因很多,哭声也是变化多端的。作为家长,要仔细识别,以采取相应对策。如若是病态的哭闹不安,结合其他症状表现,应及时送往医院治疗。

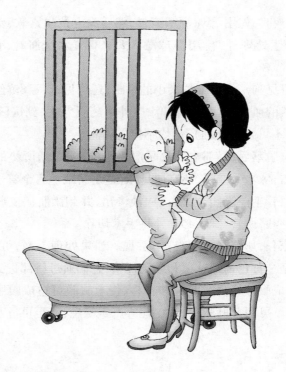

新生儿宜住在什么环境中

我国有个传统习惯,就是把产妇与孩子严严实实地捂在房间里。无形之中给产妇和新生儿造成了一个昏暗和污浊的环境。如果是在夏天,室内更加闷热,很容易使孩子发热,起脓疱疹,长痱子,以及患呼吸道疾病,产妇也容易中暑。

科学的方法是要保持新生儿居住环境空气的清新。在温暖的季节,每天都要通风换气。当然开窗之前,要给新生儿适当的遮盖,不要使风直接吹在他们身上,要避免产生对流风。

在夏季,要使室内空气保持在30℃以下,可在地面上洒一些水,既可降温,又可使室内空气保持一定湿度。冬季室温最好保持在20~22℃,也可以洒一些水来湿化空气,防止呼吸道疾病的发生。通风要谨慎,应避免穿堂风,且不可时间过长。生火炉的家庭,一定要注意烟筒通畅,不要将没有烟筒的火炉子搬进室内,以防止煤气中毒。

新生儿刚出生的一段时期内,一天中的大部分时间是在睡眠中度过的。为此,新生儿的房间,必须是能使新生儿安静入睡的房间。选择环境安静、光照好、通风好的房间,母亲的眼睛能关照到的地方最理想。

　　值得注意的是,应避免将床铺放在日光直接照射的地方,或光线从正面照到眼睛的位置,还要保持空气新鲜。另外,出生后 1 个月以内,不要带新生儿去人多的地方,应控制与新生儿贴脸和亲嘴。远离小动物,因为小动物不仅带有细菌,而且,关照不到有可能伤害到新生儿。另外,在新生儿的房间还要避免吸烟。不要让东西掉到新生儿的床上,或立着放的东西倒下来砸在新生儿的床上,尽量不在床铺或被子的周围堆放东西。开窗时,应有大人在旁边看护,有时会钻进小动物,或被虫咬,因此要注意。

宜给小宝宝戴上手套吗

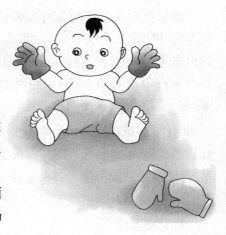

　　许多家长疼爱自己的新生宝宝,看到孩子的小手在无目的地抓摸,很担心他们会把脸抓伤。一些家长不敢为新生儿修剪指甲,就给孩子戴上小手套。

　　专家说,戴手套看上去好像可以保护新生儿的皮肤,但从新生儿发育的角度看,这种做法直接束缚了孩子的双手,使手指活动受到限制,不利于触觉发育。

　　毛巾手套或用其他棉织品做的手套,如里面的线头脱落,很容易缠住孩子的手指,影响手指局部血液循环。如果发现不及时,有可能引起新生儿手指坏死而造成严重后果。一旦发生此种情况,如果家长发现太晚,被截去新生儿坏死的手指,将给孩子和家长造成终生痛苦。

>> 妈咪课堂

如何保护婴儿的指甲

　　新生婴儿在 3～4 周时不必剪指甲,除非他的指甲刮伤他的皮肤。指甲在软的时候是非常容易剪的,因此,当你把婴儿从浴盆里抱起来的时候,就可用事先放在你身旁的圆头剪刀给他剪指甲,一会儿就能给他剪好手指甲和脚趾甲。但是,如果给你的婴儿剪指甲他会哭的话,请试试在他睡着的时候进行。

因此,专家提醒,从新生儿手指发育和安全的角度考虑,家长不宜给新生儿戴手套。为避免新生儿把脸抓伤,医生建议,如果新生儿的指甲过长,家长可以趁他熟睡时,小心仔细地修剪。剪指甲时,一定要抓住新生儿的小手,避免孩子因晃动手指而被剪刀伤到。另外,指甲不要剪得过短,以免损伤甲床。

新生儿睡眠不安的护理

新生儿的睡眠时间是成人的 2 倍多,每天有 18 ～ 22 小时是在熟睡之中,但有些新生儿有睡眠不安的毛病。新生儿睡眠不安的原因很多,家长应有的放矢,采取相应的护理措施。

如果新生儿白天睡觉时间很长,而夜晚哭闹不安,即所谓的"夜哭郎"。那么应尽量设法让他白天少睡些,晚上自然就能睡好。另外,应看看室内温度是否过高,或包被裹得太多、太紧,孩子因太热而睡不安稳。这时,孩子鼻尖上

> >> **专家叮咛**
>
> 新生儿抵抗力比较弱,易受细菌感染,所以触摸新生儿时一定要洗手,注意经常保持清洁是非常重要的。而且,轻病症的病人和小孩子,绝对不要靠近新生儿。小孩子的好奇心强,不注意会出事故的。

可能有汗珠,摸摸身上会是潮乎乎的。这就需要降低室温,减少或松开包被,解除过热感,舒适了他就能入睡。如果摸摸小脚发凉,则表示孩子是由于保暖不足而不眠,可加厚盖被或用热水袋在包被外保温,另外尿布湿了,或没有吃饱等也会影响宝宝睡眠,应当及时更换尿布,并勤喂奶,让孩子吃饱。

特别建议:

使用热水袋保暖时,如果瓶盖未拧紧,热水流出会烫伤婴儿的皮肤。所以,热水袋中的水温应低于 60℃,最好用布包裹。

如果经检查,这些情况都不存在,而母亲在孕期就有维生素 D 和钙剂摄入不足的情况,则可能孩子有低血钙症。低血钙症的早期也有睡觉不安稳的表现,但一般在补充维生素 D 和葡萄糖酸钙后,即可好转。

如果除睡眠不安外,还有发热、不吃奶等其他症状时,应及时去医院诊治。

新生儿一般每天睡很长时间,但也不是一概而论,睡眠的长短也有个体的差异。睡眠对新生儿很重要,要充分注意室温和寝具,创造一个快乐舒适的睡眠环境。

为让宝宝睡得更好,应注意以下几点:

（1）为孩子创造一个良好的睡眠环境，如灯光要柔和，家人说话要轻，室内温度要适宜，衣服要少穿，被子不要盖得太厚。

（2）要养成良好的睡眠习惯，要按时睡觉，不要因玩耍而破坏睡眠规律。

（3）睡前不要过分逗乐孩子，不要让他太兴奋而难以入睡。

（4）要培养孩子自己在床上睡眠的习惯，不要总由妈妈拍着、哼着小调入睡后，再放到床上。

（5）不要让孩子含着奶头、吸吮手指睡。

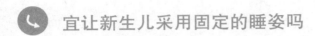

宜让新生儿采用固定的睡姿吗

新生儿从早到晚几乎都处在睡眠或半睡眠状态中，采用什么样的睡姿更有利于小儿的健康，这个问题不容忽视。

>> 妈咪课堂

　　培养婴儿的睡眠习惯：1～2个月的婴儿尚未建立起昼夜生活规律，因胃容量小。可夜间哺乳1～2次，从3个月起可逐渐停止夜间哺乳，延长夜间睡眠时间。要为婴儿睡眠创造良好、舒适的环境，空气要清新，室温以18～22℃为宜，室内光线要柔和，环境要安静，逐渐培养按时睡眠的好习惯。不要轻易干扰婴儿的睡眠时间，要让婴儿养成良好的睡眠习惯，不拍、不摇、不依恋、不含奶头、手指入睡，培养婴儿自动入睡的习惯。

新生儿的睡姿主要是由照顾者决定的，同时，新生儿整天生活在床上，即使醒着也存在睡姿问题，因为睡姿是直接影响其生长发育和身体健康的重要问题，新生儿的睡姿不应固定不变，应经常变换体位，更换睡眠姿势。

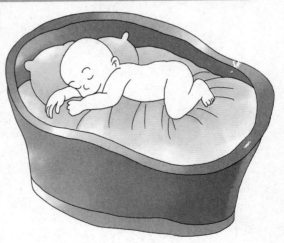

新生儿出生时保持着胎内姿势，四肢仍屈曲，为使在产道咽进的羊水和黏液流出，生后24小时以内，要采取低侧卧位。侧卧位睡眠既对重要器官无过分地压迫，又利于肌肉放松，万一新生儿溢乳也不致呛入气管，是一

种应该提倡的小儿睡眠姿势。但是新生儿的头颅骨缝还未完全闭合,如果始终或经常地向一个方向睡,可能会引起头颅变形。例如长期仰卧会使孩子头型扁平,长期单侧卧会使孩子头型歪偏,这都影响外观仪表。正确的做法是经常为宝宝翻身,变换体位,更换睡眠姿势。吃奶后,不要仰卧,侧卧可以减少吐奶。左右侧卧时要当心,不要把小儿耳轮压向前方,否则耳轮经常受折叠也易变形。不要给新生儿穿毛线衫,因毛线衫有毛,可刺激皮肤,使新生儿感到不舒服。冬天可穿无领斜襟棉袄。新生儿不需穿裤子,因经常尿湿,可用尿布裤。

第四章

与新生儿的沟通交流

新生儿是用哭声和大人们沟通的。哭是一种生命的呼唤,提醒你不要忽视它的存在。因此,新妈咪们要读懂宝宝的哭声,给予宝宝最及时的呵护。

新生儿与大人的沟通

如果你能仔细观察新生儿的哭,就会发现其中有很多学问。首先是哭声,正常新生儿有响亮婉转的哭声,使人听了悦耳。有病新生儿的哭声常常是高尖、短促、沙哑或微弱的,如遇到这些情况应尽快找医生。正常新生儿的哭有很多原因,如饥饿、口渴或尿布湿等,在入睡前或刚醒时还可以出现不同原因的哭闹,一般在哭后都能安静入睡或进入觉醒状态。

大多数新生儿哭时,如果把他抱起竖靠在肩上,他不仅可以停止哭闹,而且会睁开眼睛。如果父母在后面逗引他,他会注视你,用眼神和你交流。一般情况下,通过和孩子面对面地说话,或把你的手放在宝宝腹部,或按握住他的双臂,约70%哭着的新生儿可以通过这种安慰停止哭闹。

和新生儿的情感交流

美国心理学家加达德博士说过"让婴儿以婴儿的见解去亲自体验,自己对人生是抱着信赖和幸福感,还是不信任感或绝望感,关系着婴儿与父母的关系融洽与否"。

初为父母,是在与孩子建立了亲密的交流关系之后,逐渐获得了自信和为人父母的感觉,孩子也因为有了与父母的接触而获得安全、幸福和信赖的感觉,这些基本的满足感是孩子日后成长、发展人际关系的基础。

父母可以通过目光的交流、爱抚、拥抱、轻柔的呼唤、身心的交流传递亲子之情，发展孩子对外界事物的认知和感受能力，促进孩子健康而愉快地成长。

要给予孩子社会的刺激

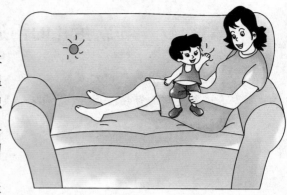

新生儿出生以后，就要给他社会的刺激。孩子不仅仅在父母温暖的怀抱中长大，还要不断地认识丰富多彩的周围世界，经常与他人接触，包括亲人、朋友以及其他的孩子。

同时，在孩子出生的初期，要让孩子不断接受多种多样的刺激，如抓握、品尝、多看、多听、多和人交流等，给予孩子丰富多彩的感官刺激，尽早强化这种感觉和联系，对孩子未来的智力发育和社会能力的培养都是大有好处的。

科学地开发新生儿大脑的潜力

人的大脑分为左右两个半球，左右脑的功能虽然无法完全分开，但两者在功能优势及功能发展的时间上存在着差异。左大脑拥有语言优势，右大脑拥有感觉优势，时间差异主要指在人生早期，大脑功能的发展主要集中在右脑半球，而右脑半球的发育又将决定左脑半球功能的发展。这就为早期教育提供了重点和目标。

>> 妈咪课堂

下面是几种早期促进右脑半球功能发育的简单办法：

(1)对着左耳说话，声音不要太大。每日2~3次，每次5分钟左右。

(2)听没有歌词的古典音乐。

(3)按紧左鼻，用右鼻呼吸。

(4)进行早期感官教育，包括视、听、嗅、触觉等训练。

新生儿期的教育

我们一般把出生后4周内的婴儿称作"新生儿"。这一时期,婴儿的生理发育还很不成熟,一般要关注婴儿的成长,精心护理。刚生下来的婴儿,除了吃奶、啼哭,差不多一天有20个小时在睡觉。脑神经细胞几乎还没开始活动,所以,这一时期的婴儿的活动,大都是无目的和无意识的本能反映。

养育要点

宝宝出生3~4天后,因生理性脱水,体重会有所下降,这很正常。宝宝充分吃奶后,体重马上就能恢复,并持续增长。

发育指标

从出生到满月,孩子体重的增加比较明显,平均每天增加40~50克,满月时体重增加约1千克。

特别建议:

母亲在喂奶期间应保证足够的营养和合理平衡的膳食,多吃新鲜果品及蛋白质丰富的食品,注意补钙。

训练方法(一)

婴儿生下来耳朵就很发达,虽然听不懂周围人在说什么,但是,反复的聆听母亲和周围人的说话,会使他的听觉不断的受到刺激,有利于孩子智能的开发。例如,吃奶时,母亲一边喂奶一边说:"吃饱了,宝宝就有劲儿了。"这些话虽然他听不懂,但是,通过大人给他传递信息,孩子的头脑受到良性刺激,既有利于头脑的发育,又为今后学说话做好了准备。

训练方法(二)

婴儿在成长发育过程中,最重要的是拥有充足的睡眠,过于嘈杂的环境会妨碍他睡觉,影响生长发育。但也不是要周围环境总是静悄悄的,这样反而不利于听觉的发育。妈妈要时刻注意,适当地刺激婴儿的听觉,对婴儿是有好处的。谈笑声、电话声、吸尘器声、电视和收音机的广播声等,这些声音都会刺激婴儿的听觉,给大脑以良性的刺激。但要注意,不能有过于强烈、震耳欲聋的声响,否则,会影响婴儿的听觉。

训练方法(三)

要多安慰啼哭时的婴儿。实际上啼哭是婴儿用来表示有不舒服的感觉。这时候做妈妈的就要过来看看孩子,检查以下他哪里不舒服,是不是肚子饿了;尿布湿了;或者有其他不舒服之处。总之,要尽量找出原因。反之,宝宝哭,如果妈妈不理睬,会使婴儿失去接受大脑刺激的机会。所以,做妈妈的一定要回应婴儿的啼哭声,多给予宝宝安慰,这样做对宝宝大脑的发育也是有好处的。

特别建议:

要防止新生儿跌撞伤。由于未抱牢,包被松开未抓牢,洗澡时未抱牢,以及床褥塌陷等原因,均可引起小孩跌伤,应引起重视。

训练方法(四)

要经常为婴儿更换尿布。换尿布可是母亲爱抚婴儿的大好时机。刚出生的婴儿,会经常地排大、小便,所以,要经常观察,及时为宝宝更换尿布,保持婴儿臀部清洁。换尿布时,妈妈可以抚摸婴儿的手及全身,通过这些爱抚的动作,达到对宝宝进行不间断的良性刺激的作用,使宝宝脑神经连接更加紧密,从而达到增进智力的作用。

> **>> 妈咪课堂**
>
> 怎样防止新生儿斜视?
>
> 要想防止新生儿斜视,必须注意以下两点:
>
> (1)注意婴儿头部位置,不要使其长期偏向一侧。
>
> (2)小儿对红色反应较敏感,所以,可在小床正中上方挂上一个红色带有响声的玩具,定期摇动,使听、视觉结合起来,有利于新生儿双侧眼肌动作的协调训练,从而起到防治斜视的作用。

训练方法（五）

每天要定时给宝宝洗澡。洗澡能很好地刺激婴儿的脑神经。如果每天洗澡能确定一定的时间,形成一定的规律,不仅仅会起到清洁作用,还会对宝宝头脑的发育很有益处。把宝宝洗得干干净净,宝宝会感到很舒服。水温最好控制在40℃左右,妈妈不但要为宝宝创造良好舒适的洗浴环境,还要轻轻地触摸宝宝的身体,使宝宝心情愉快。

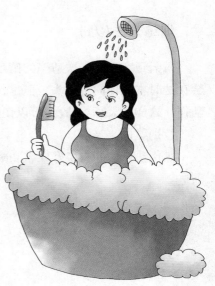

特别建议:

给宝宝洗澡,要注意清洁,预防感染,沐浴时动作要轻松,时间不宜过长,防止皮肤擦伤和着凉。适当进行日光浴有助于钙的吸收和退黄疸。

训练方法（六）

尽可能为宝宝安排舒适的房间是很有必要的。新生儿房间的温度要较为严格地控制在20℃左右,湿度60%左右,还要注意经常换气,这些对婴儿的早期生长发育都是非常重要的。白天室内最好有阳光照射,室内墙壁、窗帘、家具等尽量避免是纯白色或黑色的。宝宝居住的环境应该色彩丰富活泼,感觉明快、温馨,这样有利于宝宝的发育成长。

特别建议:

选择向阳的房间,保证屋内空气新鲜和适当的温、湿度。

训练方法（七）

应允许宝宝吸吮手指。婴儿时期吸吮手指,证明婴儿已经有了自我意识的萌芽,是婴儿在根据自己的意志活动手指。做妈妈的不必担心这是个坏习惯。一般过了婴儿反射期,大脑发育到一定程度,这种习惯自然而然就消失了,不过可要注意宝宝手部的卫生。

训练方法(八)

每天帮宝宝做几次适当的俯卧动作。让婴儿俯卧,即让宝宝脸朝下趴着,宝宝会在这时本能地向上抬头。但是,一定要防止婴儿窒息,不要在厚的褥子上做这个动作。这样每天练习几次,可以使孩子的头早日抬起来。

特别建议

趴伏动作最好在换好尿布和喂奶之间进行,时间不宜过长,从半分钟开始循序渐进。

婴幼儿篇

养育出健康宝宝

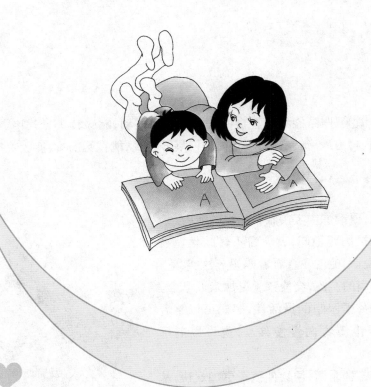

第一章

婴幼儿早期智力教育

好孩子是教育出来的。经历了十月怀胎的辛苦,终于见到了期盼已久的宝宝。但是,除了为人父母的喜悦之外,接下来你将面临更加艰巨的任务,那就是如何才能把孩子教育好,让他能够成为一个出色的人。在这一章中,我们就来讨论一下这个问题。

2个月的教育

发育指标

逗引时会微笑,眼睛能够跟着物体在水平方向移动,能够转头寻找声源,俯卧时能抬头片刻、自由地旋转头部,手指能自己展开合拢,能在胸前玩,能吸吮拇指。

训练方法(一)

这一时期,要锻炼宝宝用眼睛注视的能力。

宝宝只要被妈妈抱起,就会目不转睛地注视着妈妈,妈妈说话,他就一直看着妈妈。这实际上是母子之间无声的交流,会使孩子更加亲近母亲。

为了锻炼孩子眼睛的灵活性,妈妈可以拿着玩具沿水平或上下方向慢慢移动,也可以前后转动。

多给他看各种东西,便会使孩子更加欢快,从而促进孩子大脑的发育。

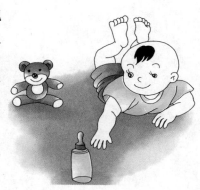

除了夏天,每天都可以添加三四滴浓缩鱼肝油。

训练方法(二)

多用声音和宝宝交流,宝宝高兴时,会发出咿呀之声。妈妈这时也应该用"啊!啊!咿!"等来回应宝宝。虽然这还不是说话,然而这是今后说话的第一步。宝宝用这种方式和母亲开始交流,慢慢地就会说出一个音的单字。

妈妈轻柔欢快的声音能够感染宝宝,让他知道安慰和快乐。

训练方法(三)

让宝宝听各种音乐。这个时期的婴儿会用心注意声音和语言。妈妈可以用发出声响的玩具在孩子身旁摇动。他会随着声音,不断地追视发出响声的地方,如果同时再用一些语言逗弄他,他会很开心。父母也可以放一些轻音乐给孩子听,每天在孩子欢快时,反复给他听,可以增添他的欢乐情绪。这些都会使婴儿的大脑活动增强,促进智能发育。

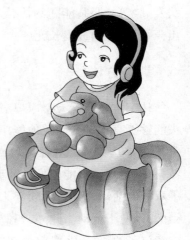

婴儿歌谣或孕期听过的胎教音乐能让宝宝感到亲切。

训练方法(四)

让手指充分地活动。让婴儿活动手指也与大脑发育有关。

这一时期的婴儿会逐渐对自己的手产生兴趣,有时会凝视自己紧紧握着的手,注意其他东西时,又会把手指松开,不要让衣袖把宝宝的手挡住,手的活动是下一步练习抓东西的基础,到了宝宝手能张开、握手,又能看自己手时,可以给他容易握的玩具玩,通过手握东西,促进手和眼的协调和发展。

3个月的教育

发育指标

俯卧时,能抬起半胸,用肘支撑上身。头部能够挺直。眼看双手、手能互握、会抓衣服、抓头发、脸等。眼睛能随物体转动。见人会笑,会出声答话,尖叫或发长元音。

训练方法(一)

让宝宝适当运动。从3个月开始,孩子的头能够挺直了,俯卧时,他能用双手支持着抬起头和胸部达到45°左右,多让宝宝做这样的练习,有助于运动机能的发育。到了这个时期,孩子双腿的活动也开始活跃起来。可给婴儿穿开裆裤,以便于行动。此外,妈妈应注意用手轻轻按摩孩子的腿部,让宝宝的腿部得到运动,这样有助于宝宝运动机能的发育。

宝宝的玩具不能比嘴小,以免宝宝误放进嘴里,引起吞食危险。

训练方法(二)

养成好的生活习惯,逐渐形成一定的生活规律。到了3个月,婴儿吃奶的时间和数量开始有规律了,所以,应该把吃奶时间大体上定下来,为宝宝安排一个有规律的生活日程。宝宝的睡眠时间比以前短了,要让宝宝把昼夜区分开来,逐渐适应大人的生活习惯,培养晚间睡觉的习惯,白天可以多陪着孩子玩,这样可以保证晚间睡觉的质量。

> **>> 爱心贴士**
>
> 养育要点:
>
> (1)逐步建立起吃、玩、睡的有规律的生活。
>
> (2)尽量多地与宝宝说话、唱歌、逗乐、让宝宝醒的时候处在快乐中,在不同方位用不同的声音训练宝宝的听觉。
>
> (3)天气好时带宝宝到户外活动,呼吸新鲜空气,观看周围环境,进行适当的日光浴。
>
> (4)可以让宝宝每天俯卧片刻。
>
> (5)悬吊鲜艳、能动、有声的玩具,给宝宝看、触摸、抓握。

> **>> 爱心贴士**
>
> 该去复查卡介苗是否接种上了。

训练方法（三）

注意多抱宝宝到户外活动。天气晴朗时,可以抱着孩子做户外活动,去呼吸室外的新鲜空气,这样有利于婴儿健康成长。开始时,可先打开窗户,让婴儿呼吸室外空气,也可以把婴儿抱到窗户前晒晒太阳或抱到阳台上,慢慢地习惯室外环境,再出去。室外活动不仅能刺激皮肤,增强抵抗力,还可通过阳光照射促进维生素 D 的吸收。

妈妈注意一定要选择气温在 20℃ 以上的晴朗天气;夏季外出,不要在强烈的阳光下暴晒,可在有阴凉处散步;寒冷季节,要在阳光明媚时外出。

带宝宝到公共场所为时尚早。

>> 爱心贴士

养育要点:

(1)给宝宝丰富的感觉刺激,经常交换宝宝的位置,使他能从多方面来熟悉周围的环境,获得不同的视觉经验。

(2)用玩具逗引宝宝发音。训练听力,初步培养追踪声音来源的能力,感受声音远近的能力。

(3)锻炼宝宝的皮肤,只要宝宝的心脏没有问题,就可以经常洗澡。

(4)宝宝不会爬,但可以从大床上掉下来。大人暂时离开时,别忘了把宝宝放在安全的地方。

4 个月的教育

这一时期的婴儿已经不是晴天睡觉的孩子了。他能抬头,也能翻身,手已经能够转动并能握着玩具玩,手和手指也灵活,稍微扶着他就能坐起来了。为了使他能够更好地成长,要从多方面加以关心和帮助宝宝。

发育指标

俯卧时宝宝上身完全抬起,与床垂直,腿能抬高踢去衣被或吊起的玩具;视线灵活,能从一个物体转移到另外一个物体;开始咿呀学语,用声音回答大人的逗引;喜欢吃辅食。

训练方法(一)

要注意鼓励宝宝多说话。这个时期的大部分婴儿已经有了咿呀学语的经历。妈妈应尽可能多地听孩子喃喃自语,并及时予以回应,还可以和孩子一起听歌谣。妈妈可以边听边哼唱,母亲的声音可以很好地刺激婴儿的大脑。这样反复听,反复哼唱,可以让宝宝的大脑不断得到良好的刺激,为日后真正学说话打好基础。

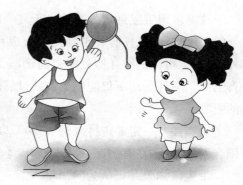

训练方法(二)

锻炼宝宝的手脑协调能力。

宝宝能够伸出小手抓喜欢的东西,是大脑的进一步发育、手和眼睛能够相互协调的结果。

宝宝用眼睛看到自己感兴趣的东西,通过大脑的"指挥",用手抓取物体。

这样反复锻炼,可以促进宝宝手脑协调能力的提高。这时要注意给宝宝准备一些安全和可以拆卸组合的玩具供宝宝拿玩,以促进他手、脑、眼进一步协调发展。

什么年龄锻炼什么项目,如何锻炼,都必须结合正常生长发育节律,不可操之过急、拔苗助长。

有的宝宝很好动,父母更要当心宝宝的安全。

训练方法(三)

传统的"藏蒙蒙"游戏可以增进婴幼儿的记忆力。可能有人不知道,伴随我们一代代人成长的"藏蒙蒙"游戏,对增进婴幼儿的记忆力很有帮助。妈妈对着宝宝用手捂脸,使宝宝看不见妈妈的脸,然后突然把手放下,说:"蒙儿! 看见了!"孩子会发出咯咯的笑声。反复多次,可以增进孩子的记忆力,对婴儿的大脑发育是很重要的。

给婴儿做运动的时间不宜选在空腹及刚进食后,以在喂食前 1 小时或进食后 1 ~ 2 小时进行为好。

5个月的教育

在这个时期,发育良好、体重超过7千克的宝宝,可以逐渐吃断奶食品了。但生长发育的需要的营养素,还必须依赖母乳或奶粉,也要给宝宝补充蛋黄、鱼泥、瘦肉等含钙量多的食物。在添加辅食时,要从少量开始,逐渐增加;从稀到稠,从流质到半流质,再到固体食物。

发育指标

能够认识妈妈以及亲近的人,并与他们应答。大部分孩子能够从仰卧翻身变成侧卧或俯卧;可靠着坐垫坐一会儿,坐着的时候直腰;大人扶着能站住;能拿东西往嘴里放,会发出一两个辅音。

>> **爱心贴士**

养育要点:

发展感觉动作技能。引导手去拿东西、听到声音准确转动头部和身体。多给宝宝听音乐、多和宝宝说话。

给宝宝做翻身操、锻炼宝宝脊柱的肌肉,帮助宝宝学习翻身。

引逗宝宝说话,与宝宝做问答游戏,联系发声,学习"交谈"。

适量加辅食,如鸡蛋、米粉、菜泥等。

训练方法(一)

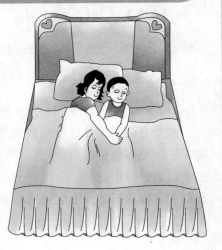

和宝宝一起睡。宝宝与妈妈的感情,对宝宝的身心发展是很重要的。有人说,陪着孩子睡,会养成孩子的依赖心理,现在这种说法已被证实是不正确的。在睡前,母亲陪着孩子,会使他安心,从而尽快入睡。这种亲密的母子关系,对促进宝宝的智力发育是很有帮助的。

宝宝的床栏上别放毛巾、衣服等,以免东西掉下来蒙住宝宝的脸,引发危险。

训练方法（二）

多帮宝宝做翻身运动。妈妈可故意躲在宝宝一侧叫他，当他想看妈妈时，就会不知不觉地翻过身来。母亲也可以用手轻轻搬动孩子的腿帮助他翻身，要多帮助他做这个动作。宝宝能够自由翻身了，妈妈还可以帮他坐起来。

开始坐的时间不要太长，习惯以后慢慢延长时间。反复帮孩子练习坐姿，对孩子的生长发育很有好处。多晒太阳，补充维生素 D，防止宝宝缺钙。

训练方法（三）

可让宝宝开始吃断奶食品。在这个时期，发育良好、体重超过 7 千克的宝宝，可以逐渐吃断奶食品了。

在给断奶食品的同时，最好合理搭配一些果汁，可以在孩子情绪好时给他吃，不要急于求成。改变饮食习惯要慢慢来，以免孩子产生厌食情绪。

即使母乳足，也要给宝宝添加辅食。

>> **爱心贴士**

养育要点：

添加辅食，由少到多、由稀到稠、由细到粗，让宝宝习惯一种再加一种。注意观察宝宝的食欲、大便。如果消化不好，就暂停几天。重视感官训练，让宝宝的视觉、听觉、语言交往能力在原来的基础上继续提高。不会翻身的宝宝，要多进行翻身训练。对宝宝进行冷适应锻炼，逐渐适应较大的温度变化，增强鼻腔、皮肤的抵抗能力。除冬天外，每天至少有 2 小时的室外活动。

6 个月的教育

六个月大的婴儿已经能区别出熟人和生人的面孔，并且能慢慢地爬了。这时除了让他更多地自由活动，更要时刻防止意外的发生。宝宝能坐着用双手玩玩具，也可以俯卧自由玩耍，手、足、全身已经能够充分地活动，发现感兴趣的东西，就抓起摆弄。要尽可能为宝宝创造一个欢乐的游戏环境，让宝宝尽情地玩耍。在饮食生活方面，宝宝已经完全能适应断奶食品，饭量也开始增加了，开始有饮食偏好。

发育指标

手可玩脚,能吃脚趾;头、躯干、下肢完全伸平;两手各拿一个玩具能够拿稳;能听声音、看目的物;会发两三个辅音;在大人朗诵儿歌时,会做出一种熟知的动作;照镜子时会笑,用手摸镜中人;会自己拿饼干吃,会咀嚼。

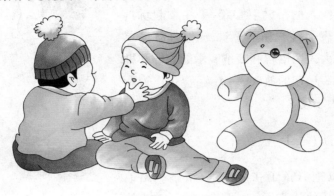

训练方法

要多和宝宝说话,呼唤他的名字,教他认识事物等。总之,日常行为都尽量用语言为宝宝表述出来。6 个月大的宝宝虽然不会说话但已逐渐能够听懂大人的话。和宝宝多说话,不但为宝宝正式开口说话打下很好的基础,而且对宝宝早期智力开发意义匪浅。

少坐多爬好处多。

>> **爱心贴士**

养育要点:

继续添加辅食。预防营养性缺铁性贫血,及时添加含铁丰富的辅食:蛋黄、鱼、肝泥、肉末、绿色蔬菜泥、豆腐等。

提供适宜的玩具。观赏性玩具一般色彩鲜艳,形象生动;操作性玩具是宝宝能拿的,多为能发声的玩具。

经常抱宝宝出去玩,让宝宝多接触生人,有助于减缓宝宝即将出现的怕生现象。

让宝宝照镜子,帮助宝宝认识镜子中的自己,发展宝宝的自我意识。

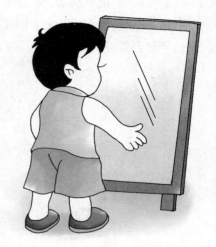

7个月的教育

发育指标

会坐,在大人的帮助下会爬,手能拿起玩具放到口中;会表示喜欢和不喜欢;能够理解简单的词义,懂得大人用语言和表情表示的表扬和批评;记住离别一星期的熟人3～4人;会用声音和动作表示要大小便。

训练方法(一)

妈妈可以抱着孩子在阳光下,指影子给他看,转个圈再让他找影子,也可以在镜子前让他看自己的样子和举动。这么大的孩子已经具备了一些简单的思维能力,做这样的游戏,可让宝宝在欢快和惊奇的同时增进智力的发育。

宝宝长牙时,会咬手指、玩具、衣被,适当吃磨牙食物非常必要,可以选择磨牙饼干等。

>> 爱心贴士

养育要点:

添加辅食。使宝宝喜欢辅食,尝试用辅食代替一顿母乳。

预防疾病。家长要加强宝宝户外活动,但不带宝宝去人多的公共场所。

注意卫生。对宝宝入口的器具要进行消毒。帮助宝宝学习爬。科学已经证明,不会爬就直接走的孩子容易成为"问题孩子",在运动、学习中会遇到障碍。

锻炼手的精细动作。手的发展很大程度上代表了智慧的增长,家长可以让宝宝玩各种玩具,促进手的动作从被动到主动,由不准确到准确。

训练方法(二)

要和孩子一起洗澡。一起洗澡,是父母和孩子亲密接触的大好机会。在洗澡过程中,让孩子玩水、玩玩具,和孩子一起嬉戏,从而引起孩子对洗澡的兴趣。这不仅可以增添孩子的欢乐,父母也可享受到无与伦比的天伦之乐。

不要亲宝宝的嘴,不要口对口喂宝宝食物,因为大人唾液中常带有细菌和病毒。

 8 个月的教育

发育指标

能够扶着栏杆站起来;可以坐得很好;会两手对敲玩具;会捏响玩具;会把玩具给指定的人;会展开双手要大人抱;用手指抓东西吃;会用 1 ~ 2 种动作表示自己的意图。

训练方法(一)

训练宝宝双手同时拿不同的东西。这么大的宝宝会出现注意力只能集中于一只手上的情况。当他用左手抓住物体时,右手中原有的物体会被丢开。所以,要训练宝宝用双手同时分别拿东西。开始可以让他用两只手同时拿一个物体,然后再帮助他练习两只手分别拿住不同的物体,让他左看看,右看看,再往一起碰一碰,最好能发出好听的响声。很快您的宝宝就会用双手拿不同的东西了。

提供安全的运动场所,清除一切宝宝够得着的垃圾。电源插座要加保护罩,热水瓶要放到宝宝够不到的地方。

训练方法(二)

当宝宝被扶着可以站起来时,妈妈可以把双手放在孩子腋下,帮助他站直且有节奏地蹦跳,同时用语言鼓励孩子。常做这种运动可以增加孩子腿和膝盖的力量,用不了多久,他就可以自己站起来了。

母乳充足的母亲,不必急于断奶,只要宝宝愿意吃辅食就不要担心。

训练方法(三)

让宝宝多练习爬。刚学会爬的孩子,一般会先往后倒退爬。这时,可以在孩子前边用他喜欢的玩具逗引他,并反复叫他的名字,引导他向前爬。爬行可以使婴儿全身的肌肉得到运动,促进孩子运动机能的发育。

让宝宝从俯卧到呈跪姿,可将宝宝脚趾抵住以得到往前爬的作用力。

训练方法(四)

扩大宝宝的视野。

在这一时期,只要天气晴朗就带孩子出去玩。带他去散步,也可以在阳台上让他观察周围事物,开阔他的眼界。街上的行人车辆,公园里的花草树木,都会使孩子感到新奇。这样既能扩大孩子的视野,又能促使他的视觉和听觉更加发达,还能增进孩子认知事物的能力。

>> 爱心贴士

养育要点:

要给宝宝添加辅食,开发尽量多的食物品种,以保证营养平衡。在做宝宝辅食时,保证卫生是最重要的。在宝宝长牙时期,辅食中添加含钙和维生素 D 丰富的食物,如虾皮、海带、动物肝脏、鸡蛋黄、鱼、绿色蔬菜等。可以用辅食代替 1~2 顿母乳,继续进行动作训练。帮助宝宝站立起来,让宝宝多爬、多玩各种玩具。教宝宝一些社交礼节动作,如拍手表示"欢迎",挥手表示"再见"。

9 个月的教育

这一时期的宝宝,能够扶着东西自己站立,并且有的宝宝可以说简单的词句了。这一时期的宝宝逐渐由婴儿期进入幼儿期,他们能听懂一些简单的话,也能根据大人的意图行事,在饮食方面已经和成人非常接近了。

很多孩子会边吃边玩,这就需要家长掌握好分寸,既不要破坏孩子的兴趣,又要让孩子尽量专心进食。

发育指标

扶物站立,双脚横向跨步,拇指和食指能捏起小的东西,能听懂自己的名字,能用简单的语言回答问题,会随着音乐有节奏地摇晃,认识五官,会做出 3~4 种表示语言的动作,懂得害羞,会配合穿衣。

训练方法

给宝宝听欢快的音乐。到了这一时期,婴儿的听力和视力都已相当发达,对所听到的节奏欢快的音乐很感兴趣,并能够随着节奏手舞足蹈。所以,这一时期要尽可能多地播放他所喜欢的音乐,也可以在妈妈的指导下,跟着收音机和电视做幼儿体操。这个时期最好为宝宝准备一些玩具乐器,让宝宝自己弄出响声。

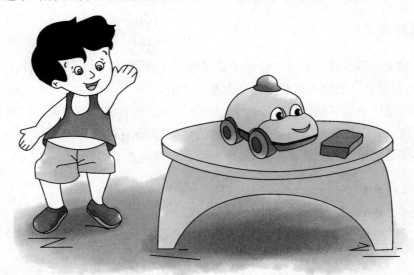

坠落、烫伤、吞食异物是这个时期父母需要防止婴儿发生的主要事故。

>> 爱心贴士

养育要点:

不必给宝宝果汁了,可直接喂西红柿、橘子、香蕉等水果。可喂酥脆的点心、饼干、蛋糕等。不要喂糖块,这是危险的。

每天最好让宝宝有3小时以上的时间在户外度过。

培养良好的生活习惯,练习用便盆,养成按时入睡,讲卫生的好习惯,训练宝宝自己动手吃饭。

鼓励宝宝模仿大人的声音,与大人愉快交流。

训练宝宝的自我控制能力,让宝宝按照大人的口令行事。

10个月的教育

发育指标

认识常见的人和物;大人牵着手;能够独自站立片刻;能迅速爬行;喜欢被表扬;主动地用动作表示语言;主动亲近小朋友。

训练方法(一)

鼓励宝宝多说话。宝宝这时候说话虽然还不清楚,说的也只是些简单的单词或短语,但他会有强烈的想要用语言沟通的欲望。

妈妈要注意观察孩子想要说什么,如果说不清楚,要及时予以更正。有条件的父母在这个时期教孩子学习第二语言,如英语等,是极好的时机。

不要给超重婴儿吃过多的点心,也不适宜吃营养丰富的香蕉。

>> 爱心贴士

养育要点:

即使母乳充足,每天也要给宝宝吃两顿辅食,白天吃鲜牛奶。宝宝能吃各种饼干、蛋糕、薄饼等。品尝点心也是宝宝的生活乐趣之一,但给宝宝吃点心最好要定时。

让宝宝自己坐盆大小便,自己去拿玩具等。提供适宜的玩具。这个月的婴儿开始学习走路,挑选会发出声音的拖拉工具较好。把宝宝放在学步车里时,要有大人在旁边。

创造良好的语言环境,在照顾婴儿生活、玩游戏时都要伴随着语言。多为宝宝唱儿歌、童谣。

让宝宝多爬,训练宝宝走路。除刮风、下雨外,尽量多到户外活动。

训练方法(二)

和孩子一起看书。到了这一时期,可以给宝宝看一些简单而色彩鲜艳的图书或可以帮助他认知的图片。妈妈可以指着图反复告诉孩子画中物体或动植物的名称。当孩子自己能翻看时,可以让他自己去翻书。宝宝会学着妈妈的样子,指着画念到图中形象的名称。妈妈要即时予以鼓励,说的不准确的,要即时加以纠正。

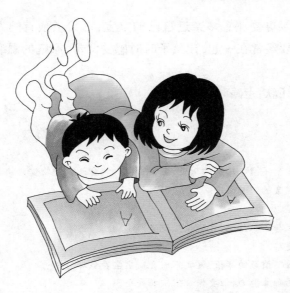

11 个月的教育

发育指标

大人牵一只手就能走；能准确理解简单词语的意思；会指出身体的一些部位；会竖起手指表示自己一岁；不愿意母亲抱别的孩子；有初步的自我意识。

训练方法（一）

用玩具刺激大脑。有些玩具虽然很平常，但能起到启发孩子的创造力、帮助孩子发育的目的。如积木、小轮车、小皮球等，甚至连撕纸，对孩子来说都是极好的运动。这些玩具不仅可以锻炼孩子手的灵活性，有的还可以促进孩子做全身运动。宝宝通过玩达到促进身体各部分机能生长、刺激大脑发育的作用。

宝宝吃完点心后喂些水，可以防止龋齿。

训练方法（二）

父母和宝宝一起玩耍。如果说很小的孩子极其需要母亲的关心与呵护，那么11 个月大的宝宝对父母已经开始有自己的要求和感受了。父爱在孩子的成长过程中是无可替代的。

　　这个时期父亲更要注意多亲近自己的宝宝,以父亲独有的方式与孩子玩耍。如一家人有条件要经常在一起,让孩子时时感受父母、家庭的温馨,对孩子的成长将是非常有益的。

　　宝宝的骨头还软,走路时间不要太久。

>> 爱心贴士

　　养育要点:

　　如果在辅食中不增加足够的鸡蛋、鱼、牛肉等,就会造成动物蛋白缺乏。动物蛋白的摄入量要根据宝宝的饭量而定。

　　辅食要少盐、少糖。

　　逐渐让宝宝与生人接触,克服怕生现象。

　　训练宝宝走路。

　　禁止宝宝做不该做的事情,置之不理会使宝宝养成坏习惯。

　　训练宝宝的独立能力,但要保证宝宝的安全。

12 个月的教育

发育指标

　　不必扶,自己能站稳独走几步;认识 3 ~ 4 处身体部位;认识几种动物;会随儿歌做表演动作;能完成大人提出的简单要求;愿意与小朋友共同做游戏。

训练方法

　　养成良好的饮食习惯。这一时期,孩子的活动量增强,对食物的需求也增强了。家长一定要注意保证孩子均衡地摄入营养,只有均衡的营养才能使孩子各方面发育均衡。这个时期,孩子的饮食要精心安排,因为这也许会影响到孩子今后一生的饮食习惯,切忌让他偏食,尤其避免厌食。另外,这时可

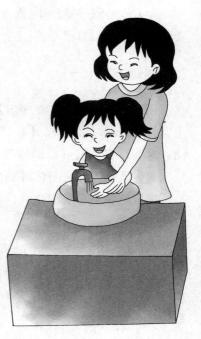

以让孩子练习用水杯喝水,为他准备一只专用的环保水杯。

不要故意学宝宝错误的发音,否则错误的发音就很容易固定下来,以后很难纠正。

>> 妈咪课堂

宝宝在开始添加辅食时,一开始只能给宝宝喂流质食品,逐渐再添加半流质食品,最后发展到固体食物。如果一开始就添加半固体或固体的食物,可能会导致宝宝腹泻。

第二章

婴幼儿常见病防治与护理

新生儿的降生是一件多么神奇而又愉快的事情啊。新生儿从充满羊水的母体来到可以自己直接呼吸空气的大自然中,环境发生了极大的变化,身体发育还不完全成熟,调节能力和适应能力也有限,常见病是在所难免的,所以,父母要及时防治,精心护理,让宝宝健康快乐地成长。

漾奶和呕吐的护理

吃奶后呕吐是新生儿时期比较常见的现象,有的属于正常生理情况,称之为漾奶;有的吐奶从数量到次数与一般漾奶不同,就可能是疾病,应及早诊断治疗。

新生儿吐奶有一种是生理现象,这与新生儿的生理特点以及喂奶方式有关。

新生儿由于卧位为主,所以胃的形状和位置是横位,喂奶后婴儿一活动,奶就很容易从胃中又返流到食道、口腔,这就造成了漾奶。漾奶量一般比较少,漾出奶量多见几口,由于奶已进入胃后,与胃酸结合,故有时吐出成豆腐脑状奶块。

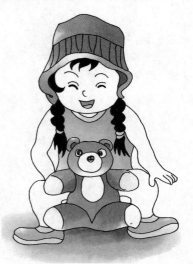

但婴儿无任何其他症状,也不影响新生儿的生长发育。大多数新生儿呕吐虽不是漾奶,但也不是病理现象,主要与喂养不当有关。如喂奶量过多,奶瓶嘴扎的孔太大;喂奶过多,喂奶时奶瓶中的奶没有充满奶头,婴儿在吸奶时同时吸进很多空气;其次是母亲乳头过小且短,婴儿吸母奶时不能将母亲奶头充满口腔,婴儿吸奶时用力,同时吸进空气,另外在喂奶时翻动小儿过多,或婴儿边哭边吸奶都会引起吐奶。

只要改进喂养方式即可纠正。

正式喂奶时,母亲取坐位,把婴儿放在一侧屈曲的肘上,婴儿体位稍侧位,然后把母亲奶头或奶瓶奶嘴塞入婴儿口腔。喂奶量要依据日龄特点,新生儿第一天每次 30~40 毫升,到周末逐渐增加到 75~100 毫升。

主要是应符合胃容量,当然每个婴儿个体也有差异。每次婴儿吃饱后,将小儿竖抱起,头放在母亲肩上,轻轻拍背,最好等婴儿打嗝后,即把胃中气体排出后再放在床上。有些小儿容易呕吐,最好取右侧卧位,喂奶后尽量不要多翻动和逗婴儿,以免奶液溢出。

 ## 黄疸的护理

新生儿出现黄疸是很普遍的现象,其中绝大多数属于生理现象,只有极少数为病理性黄疸,其中生理性黄疸一般维持一周左右。

为什么会出现黄疸呢? 这是因为胎儿在母体内,通过大量红细胞被携带氧气,分娩后,新生儿建立了自己的呼吸,过多的红细胞被破坏释放出较多胆红素,又由于肝脏功能发育不完善,不能排出过多的胆红素,所以导致血液中胆红素浓度过高,浸染皮肤、黏膜呈现黄疸。新生儿生理性黄疸,大多数在出生后 2~3 天出现,4~5 天达到高峰,5~10 天自然消退。

发生这类黄疸的新生儿,一般情况下,不会引起大脑损伤,大多数情况下,不需要特别处理。根据目前研究认为,母乳性黄疸的发生可能与母乳中脂肪酸浓度较高,抑制了对胆红素的排泄有关。而真正的母乳性黄疸发生率仅占母乳喂养儿的 1%~2%。

> **>> 专家叮咛**
>
> 研究发现,有些母乳喂养的新生儿胆红素的浓度往往比人工喂养的要高,因此发生黄疸的时间比较长,往往 7~8 天达到高峰,20 天左右或更长时间才能消退,这种黄疸被称为母乳性黄疸。

那么如何区分母乳性黄疸和病理性黄疸呢? 如果您的孩子黄疸的表现基本与母乳性黄疸相似,精神好,吃奶好,就不必过分焦虑,只有当黄疸特别严重的时候,以及孩子的精神状态不好时,该考虑病理性黄疸。当然,在条件允许的情况下,最好有专业人员帮助,正确区分母乳性和病理性黄疸。

病理性黄疸多因血型不合或感染等因素引起。黄疸多在 24 小时内出现,进展快、程度重,孩子一般情况不好,可出现嗜睡、食欲下降、抽搐等现象,这是因为过高的胆红素通过血脑屏障,造成脑细胞损害,后果较为严重。但是,一般病理性黄疸发生率很低,新妈妈不必为此过分紧张,如果在月子中度产假,会有经验丰富的医护人员为您分忧,使您的宝宝安全度过新生儿期。

感冒高烧的护理

小儿患感冒或肺炎时,经常出现高烧,特别是在病毒感染时,体温常呈稽留热,甚至吃了退烧药,出了汗,热也不退,严重时甚至引起抽风。

退热的方法有两大类,一类是化学疗法,即使用各种退热药。口服有阿司匹林、扑热息痛、安乃近、氨基匹林等。一般用退烧药,间隔4~6小时为宜,而且用退烧药后要喝一定的水,以助出汗退热。第二类退热方法是物理降温法。常用于协助口服药降温,或一时找不到退烧药时可先用物理降温。高热时,往往把患儿穿盖得更多,想捂出汗,其实这样不利于散热。可先把衣服松解一下,亦可用凉水毛巾敷头部,或用温水毛巾给患儿擦洗面部、颈部、腋窝和腹股沟部位;因为这些部位皮肤较薄,皮下有较大血管,利于散热;如需较快降温,可用酒精擦浴,浓度为30%~35%,可用医用酒精或高浓度二锅头酒兑一倍凉开水,用纱布或小毛巾浸湿,在上述部位轻轻擦洗,利用酒精挥发性较强的特点,帮助散热。个别营养不良或较小的婴儿,不宜用退热药或酒精擦浴时,可用温湿敷的方法,或洗温水澡。另外保持室内通风、空气凉爽也是一种降低环境温度的方法,但要因人、因时、因地制宜。

>> **妈妈宜知**

宝宝发烧测体温的方法:体温计不能放在孩子口里,因为他也许会把体温计咬破,割破口、舌或咽下水银,这是很危险的。给婴儿测体温只能从腋下或肛门测量。在量体温之前,先将体温计中的水银柱甩到35℃以下,然后把体温计夹在小儿腋下,体温计要紧贴小儿皮肤,不要隔着衣服。由家长扶着小儿的手臂3~5分钟,取出观察体温计上的度数。小儿的正常体温是36~37℃(腋下)。

便秘的护理

除各种原因引起肠梗阻发生急性便秘外,凡小儿有两天以上不排便,大便干燥,排便困难,都称为便秘。便秘是儿科较常见的症状。

病因

引起便秘的原因很多,常见的有饮食不合理、肠道运动功能失调、缺乏按时排便的训练和肛门直肠的一些疾病等。

(1)婴幼儿如饮食量不足,经消化吸收后,剩余食物残渣少,自然大便量和次数减少。饮食成分不合理,如婴儿不及时加辅食,单纯吃母乳,蛋白质成分多,大便易干燥,幼儿如果偏食,只爱吃肉食,很少吃或不吃蔬菜,食物中缺乏纤维素也容易引起便秘。

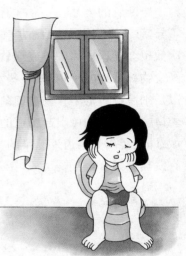

(2)肠道功能失调:早产儿、营养不良、佝偻病、呆小病患儿腹部肌肉和肠壁肌肉松弛,收缩力和反应力差,易发生肠道功能失调致便秘。

(3)从小缺乏按时排便的训练,未能形成排便的条件反射。或有"憋大便"的坏习惯,大便在结肠停留时间过长,水分过分吸收致大便干燥便秘。

(4)肛门、直肠疾病如肛裂、肛门炎、肛周脓肿、直肠肿瘤压迫或先天性无肛门、直肠狭窄、闭锁及先天性巨结肠都可引起便秘。

预防和治疗

(1)调整饮食:母乳喂养儿如有便秘,应加润肠辅食,如加糖水、蜂蜜水或鲜果汁。4个月以上可加菜泥。人工喂养者牛奶加8%的糖,以后随年龄加辅食。幼儿适当吃粗粮和富有纤维素的蔬菜(如芹菜、韭菜等),并多喝水。

(2)训练良好的排便习惯:最好早晨起床后或吃饭后定时排便。坐盆时间不要太长,不可边坐盆边玩。这样训练半个月至一个月可养成排便习惯。

(3)腹部按摩:护理者手掌平放小儿腹上,做顺时针方向按摩10~15分钟,每晚睡前进行一次。可促进小儿肠蠕动。

（4）药物辅助：可在医生指导下，口服些缓泻药物和镁乳，酚酞，或用开塞露、甘油栓、软肥皂条塞入肛门，滑润刺激排便。

 ## 腹泻的护理

腹泻是指频繁排泄不成形之稀便。腹泻是小肠受激惹的一种表现，即肠道平滑肌运动加快，推动食糜快速向前运动，从而导致肠道没有足够的时间吸收食糜中的水分，进而导致大量水分的丢失，引发脱水。此种情况尤易发生于婴幼儿。

未断乳的婴儿，一天中的任何时间均可能排泄水样大便，这并不表明宝宝出现了异常。一旦孩子开始添加辅食、摄入固体食物后，大便就会变得较紧、成形，排便次数也会比较规律。不成形软便伴大便次数增加，可能是由于孩子摄入过多的含高食物纤维素的食物，如某些水果，也可能是由于感染引起的；肠道感染的病源可以是细菌或病毒。食物被细菌污染后摄入体内，或由于接触污染的大便后未洗手，粪口途径传播均可引起肠道的感染症状。当然感染也可以是发生于肠道以外的区域，即腹泻作为肠道外感染的一种症状，如在患扁桃体炎或流感时，此时腹泻多伴有发热。

>> **妈妈宜知**

宝宝腹泻怎么办

（1）如果你的孩子在 1 岁以内，腹泻持续 6 小时仍不缓解，应该立即去医院就诊。

（2）对年长儿童，不要让他摄入任何食物或乳类，只需频繁提供经过稀释的果汁，或是在孩子饮用的水中，加入一小撮盐以及 5 毫升葡萄糖的溶液即可。

（3）测体温看孩子是否发热。如是，可用湿热的海绵给孩子擦身体降温。

（4）找出孩子腹泻的可能原因。

（5）要特别注意卫生。如果孩子上厕所后不洗手或你给孩子换尿布后不洗手，感染会在家中迅速蔓延。

腹泻严重吗

腹泻在婴儿都是十分严重的，因为它有引发脱水的危险性。由于同样的原因，腹泻伴呕吐，尤其如果还有发热、大汗的情况，在幼儿也是一种很严重的情况。

如果腹泻的同时，便中含大量脂肪球、并伴有腥臭味，往往表明这是一种更长期慢性的疾病,如囊样纤维化或消化道变态反应,此时机体对营养物质的吸收有障碍。

出现的症状

(1)孩子除了解不成形稀便以外,没有任何其他症状。一般情况非常好,孩子自己也没有什么不适。

原因:他可能吃了富含纤维素的食物。如果大便非常稀,并且次数明显增加,这种情况不能称为腹泻,不必担忧。

(2)你的孩子突然出现腹泻、呕吐、伴轻度发热。

原因:可能是患了胃肠型感冒,或是肠道发生了感染,如食物中毒。

(3)孩子除了腹泻以外没有任何其他症状,但看上去很为一些事情焦虑,比如上幼儿园。

原因:紧张可以使幼儿引起发作性腹泻。如果孩子经常出现这种情况,就需要去就医。

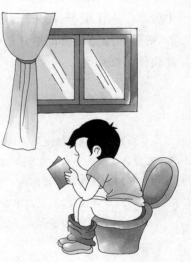

(4)腹泻的同时还有其他的症状,如咳嗽,而且正是因为咳嗽,医生给了一些药物进行治疗。

原因:许多药物可以引起腹泻。告诉医生孩子的情况,但是不需要立即停药。

(5)孩子脐周至右下腹疼痛。

原因:立即去看医生,你的孩子可能患了阑尾炎。

(6)虽然已能控制大便了,但仍经常不自觉地因大便弄污内裤。

原因:这不是真正的腹泻,而可能是大便失禁的一种情况。

(7)生长发育缓慢,大便颜色苍白,伴特殊腥臭,在用马桶冲便时,大便多漂浮于水面。

原因:他可能出现了消化变态反应。

(8)有剧烈的腹部绞痛、呕吐、伴排出含有血和黏液的像果酱样的大便。

原因:立即去医院就诊,你的孩子可能患了肠套叠的肠梗阻性疾病。

哪些情况应该去医院

如果你的宝宝腹泻持续了 6 小时以上，应立即去看医生。如果孩子腹泻、呕吐，同时伴发热或腹泻已持续了 12 小时，或者大便中有脂肪球、脓血或黏膜状物，立即去医院就诊。

医生可能会做些什么

（1）在确诊引起腹泻的原因后，医生会依据诊断进行治疗。

（2）医生会给一种粉状物添加于孩子的饮用水中。其内包含了葡萄糖以及体内所需的必要的无机盐，以补充体液的损失。医生还会建议孩子卧床休息、进流食直至体温正常。此外，作为一条防止脱水发生的必要原则，孩子在发生腹泻后的第一个 24 小时以内，必须按每千克体重摄入 200 毫升的液体的量进行补液以防止发生脱水。人工喂养、尚未断乳的婴儿，医生会建议你用糖、盐水代替每日的牛奶喂养，等腹泻康复后再渐渐开始引入奶类食品。而如果你的孩子是母乳喂养，医生会建议你继续哺乳。

>> 妈妈宜知

治疗宝宝腹泻时，你能做些什么

（1）极其注意卫生。在给孩子制备食物前以及给孩子换尿布前后一定要洗手。如果你的孩子小于 6 个月，给一切喂养器具消毒。

（2）建议那些患腹泻的人不要接近你的宝宝。

（3）腹泻恢复后，逐渐添加一些清淡的食物，如果冻、香蕉、米饭、汤等。

麻疹的护理

麻疹曾是儿童的一种多发病，属于病毒感染，临床表现为发烧与皮疹，孩子可明显地感到不适，特别是有慢性心脏病或肺病的孩子，以及免疫力低下的孩子，还有可能出现并发症。虽然麻疹具有极强的传染性，但是由于现在广泛地采用了"免疫接种"，这种疾病在发达国家已经很少见了。

麻疹的潜伏期为 10 ~ 14 天，患病初期可出现如下症状：

（1）发烧。

（2）眼睛发红、流泪。

（3）流鼻涕。

（4）干咳。

接着会出现以下典型症状：

（1）首批症状出现后，有时在脸颊内侧出现白色的斑点，底部为红色。

（2）发病后 3 ~ 4 天，出现水疱样红疹，分布在面部和耳后，然后扩散到全身。

3 ~ 4 天后，皮疹开始消散，同时体温也开始下降，孩子感觉好转。大多数病例的皮疹在一周内消失。

在孩子患病期间，父母可以让他自己决定是否卧床休息。可以给孩子服用扑热息痛和饮用足量的水，以降低孩子的体温。

中耳发炎和肺炎是幼儿急诊中常见的并发症。有 1/1000 的病例会出现严重的并发症——脑炎。这是由于感染扩散到大脑引起，或者是对麻疹病毒的异常免疫反应造成的。

如果怀疑孩子患了麻疹。请在 24 小时内到医院就诊，医生会为孩子开些治疗（预防）中耳炎或是肺炎的抗菌药物。如果医生怀疑孩子可能并发脑炎时，他会安排孩子住院治疗的。孩子会在 10 天左右完全恢复，并获终身免疫。

>> 专家叮咛

　　加强五官的护理。室内光线保持柔和，常用生理盐水清洗双眼，再滴入抗生素眼液或眼膏，可加服维生素 A 预防干眼病。防止呕吐物或泪水流入外耳道发生中耳炎。

🔄 水痘的护理

水痘是由疱疹病毒引起的急性传染病，主要是通过直接接触传染，病毒存在于疱疹液中；在咽部也有病毒，可经飞沫传染；也可通过第三者及玩具、书本、餐具等间接传染。水痘和带状疱疹均由疱疹病毒引起，前者主要见于儿童，后者多见于成人，儿童与患带状疱疹的成人接触后，可以引起水痘。本病多见于冬春季，各年龄期儿童均可患病，但以婴幼儿及学龄前儿童发病者为多。一般一生中患第二次水痘者极少。本病的潜伏期一般为 16 ~ 17 天，也有少至 1 周、长达 4 周者。起病均有发热，多数不超过 39℃，偶有超过 40℃者。发热持续 1 ~ 5 天即降为正常。在发热的同时，或发热 1 天后身上可见皮疹。头部和躯干部皮疹多而四肢少，但偶见于手掌和脚底。皮疹初期为红色小斑疹或丘疹,约隔数小时到 1 天后变为大小不一的椭圆形疱疹,周围红晕,继而疱疹变平,中央凹陷,带有痂盖。由于皮疹分批出现,因此在同一时间,可见上述各种形态的皮疹,为本病皮疹的特征。疱疹也可见于口腔黏膜,最后形成溃疡。病情重者,可见出血性皮疹。

 ## 湿疹的护理

婴儿湿疹又称"奶癣",是一种由过敏体质引起的疾病。吃牛奶,接触毛皮及化学物质都能引起湿疹,由于婴幼儿皮肤角质层较薄,血管丰富,皮肤内含水分多,容易患湿疹,一般来说,男孩子更易患湿疹。以 2～3 个月婴儿和 1～2 岁幼儿最多见。先在两颊、头面部、前额出现红斑,皮肤干燥,有许多鳞片,然后延及四肢、躯干等,有 1/3 的患儿可迁延至儿童期。如果病儿表现烦躁,甚至影响睡眠,很可能是病情恶化的征兆。由于湿疹很痒,抓伤后易导致感染,因而在患病期间应剪短幼儿的手指甲,并禁止用肥皂、水和尼龙直接擦洗,以防病情恶化。此病难愈,患儿到 2～3

>> **妈妈宜知**

为了避免婴儿湿疹的复发,在预防上应注意几点:

①给孩子尽可能穿宽松的布衣,不要穿得过多,更不能使羊毛或化纤织物直接接触皮肤。

②保持患儿皮肤的干净卫生,不要给孩子用中性肥皂洗浴。

③在饮食上最好少吃或忌食海鲜食物。

④注意环境卫生,且要低湿偏暖。在花开季节,不要带孩子出去。

岁才能减轻或痊愈,有的还可延续到青春期,甚至 20 岁以后。

治疗婴儿湿疹,一般以消炎止痒为主。在医生指导下,合理用药是防止湿疹加重及促进早愈的关键,尤其不能乱用外用药物。可服用扑尔敏、非那根,因湿疹多在夜间加剧,故最好晚餐后及睡前各服一次,也可静脉注射 10% 葡萄糖酸钙、激素类如氢化可的松等有抗炎止痒作用的药物,这类药物可适当合理使用;继发感染者可用红霉素软膏等涂抹患处,局部可用 1：4 硼酸液湿敷,也可局部涂用炉甘石洗剂。婴儿患湿疹后,不可随意用药,一定要就诊后,按医生的嘱咐用药。

肠胃功能不良的护理

有的小儿进食后立刻就要排便;有的小儿饭还未吃完,进餐中间就要排便,一日三餐,至少也要排便 3 次,这种现象俗称"直肠子"。

排便前常有腹痛,便后腹痛缓解。

西医认为,这是肠易激综合征的一个症候。这种小儿的粪便粗糙,有的像豆腐渣一样,病情进一步加重,会出现吃什么就便什么的现象,中医称"完谷不化"。

也有极少数患儿,身体较胖,但肌肉松弛,俗称"虚胖"。

"直肠子"的护理

（1）含蛋白质高的食物和油腻食物应少吃,因为难以消化,吃多了增加胃肠负担,会加重病情。

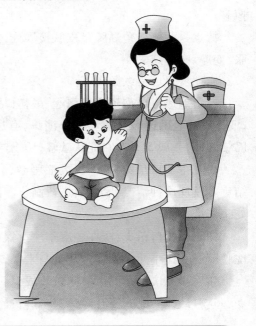

（2）要进食热菜热饭,忌食冷饮冷食,水果也要少吃,不可喝酸奶,以免再伤中焦阳气,使病情加重。

（3）进食宁少勿多,因患儿在脾胃虚弱的时候,进食越多,营养越丰盛,吸收的反而越少,也会更加损伤脾胃。

有了适当的护理,病情会逐渐好转。最好能及时找中医诊治,经中医对症调理,会尽早治愈。

>> 妈咪课堂

以中医理论分析,"直肠子"的发病是因为脾气虚弱。这种小儿除食后即便外,一般都面色苍白,身体瘦弱,容易出汗。尤其刚入睡时,周身出汗较多,还有贫血,抵抗力下降,稍有护理不周,就会外感风寒,引起发热、咳嗽等疾病。

口角炎的护理

冬春时节,时常看到有的小孩口角上起些小泡,并有渗血、糜烂、结痂,医学上称口角炎。

小儿口角炎常因以下三种疾病引起:核黄素缺乏症,该症引起的口角炎生于一侧、或两侧兼有,但一侧较重,口角湿白、糜烂,张口时易出血,久之形成溃疡,并会受细菌感染。

传染性口角炎多为链球菌与白色念珠感染,往往发生在小儿口角,受刺激容易擦破。

特点是两侧口角黏膜及皮肤接界处,除出现红色炎症外,口角黏膜和皮肤会肿胀、变厚、有痛感。

病期反复可持续数周。

口角疱疹由单孢疹病毒引起,最初口角发红、发痒,随即发生圆形小泡,直径约2毫米,小泡迅速破裂后形成小溃疡,有透明液体渗出,还伴有发热和颌下及颈淋巴结肿痛,一般5天左右症状减轻,10天左右溃疡结痂、脱落,自然痊愈。

小儿得了口角炎,由于受炎症刺激,会不时地用舌头舔患处,甚至常用手去揭结痂。发现这种情况,家长要进行制止。因为手上所带的病菌会引起糜烂面感染,使病情加重。

预防小儿口角炎,应在冬春季注意保持小儿面部清洁和温暖,进食后要给小儿洗脸清洁。让小儿多吃新鲜蔬菜与水果,隔几天还应该吃一些蛋黄。

如果小儿口角炎糜烂时间较长或引起其他症状,应考虑是否有其他疾患,如肺炎、药物过敏等,此时要及时请医生进行诊治。

烧伤、烫伤的护理

如果小孩不慎灼伤或烫伤，在送其去医院急救之前，果断地采取一些合理的急救措施是非常必要的。

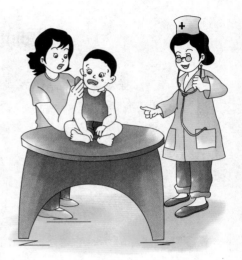

（1）立即消除致伤的原因，包括脱去着火的衣服。

（2）接着可用冷水或是冰水浸泡、冲洗烫伤或灼伤的部位，以减轻皮肤的损伤。

（3）如果皮肤已出现水疱，可用消毒针刺破水疱，挤放出液体。

（4）如果皮肤的水疱已破或已剥落，有条件的话可用消毒的凡士林纱布暂时包扎。

（5）如果致伤的部位不能包扎，宜采用暴露法，使创面干燥，减少感染的机会。

（6）如果致伤的程度深，范围较大，或部位重要，就应紧急处理后，立即送医院作进一步的处理。

>> 妈咪课堂

烧伤患儿口渴时，应在医生的指导下适量饮用烧伤饮料或糖盐开水，以免引起水中毒或急性胃扩张。小儿生长能力旺盛，创面愈合较成人快，轻度烧、烫伤愈后一般不会留下疤痕。

第三章

婴幼儿体能训练

　　要加强对婴幼儿体能的训练,这是对婴儿真正的疼爱。宝宝的身体从小能得到很好的锻炼,等宝宝长大了,进入社会,就有一个良好的身体素质,就会有战胜困难的决心,面对挫折的勇气,解决问题的能力,成就自己的一生。

体格锻炼促进身体健康

　　新生儿在成长过程中,多接触阳光,多呼吸新鲜空气是很有好处的,可以预防小儿佝偻病,刺激骨髓造血功能,提高皮肤抗病能力。

　　日晒时避免阳光直晒头部,避免强光刺激眼睛,时间宜选择在上午 9 ~ 11 时或下午 3 ~ 6 时,每次 10 ~ 15 分钟,夏天可选择暴露小儿的背部、臀部、胸腹部、四肢,冬天可选择暴露臀部。

　　运动对于孩子来说非常重要,它可以促进孩子良好的食欲,帮助孩子发展肌肉的能力,从而有一个强壮的体魄。

　　孩子在婴儿期需要在父母帮助下,进行适当的活动,如婴儿被动操。父母可以帮助婴儿做两手交叉屈伸运动、肘部屈伸运动、举腿运动等。对大一点儿的幼儿则应因地制宜,采取多种方式的主动运动,如游戏、体操等。

　　新生儿虽然弱小,但随着营养的增加,身体功能会不断增强,父母可以让孩

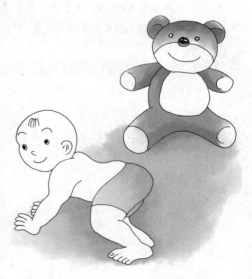

子进行适宜的锻炼,以促进孩子身体健康。

 ## 怎样为新生儿健身

1 岁以内的婴儿期是人体发育最快的时期,也是最关键的时期,这个时期在出生后的第 1 个月内即新生儿期就已经开始了。

这段时间的孩子过的是那种吃了睡、睡了吃的"摇篮"生活,由于自身活动不足,热能消耗过低,体内的脂肪容易堆积。

医学家发现,人体脂肪细胞的生长增殖,在 1 岁以内处于最活跃的高峰阶段。此时,脂肪细胞数目的增多将遗留终身,是肥胖症和冠心病的祸根。

为此,新生儿以及婴儿时期的身体锻炼,作为预防医学已经越来越引起人们的关注。

"抱、逗、按、捏"是新生儿健身简便易行的有效办法,对新生儿身心健康有良好的作用。

>> 妈咪课堂

现代医学研究表明,不少的成人疾病,如肥胖、高血压、冠心病、糖尿病等,以及智力发育的好坏,都与新生儿以及婴儿时期的活动锻炼有着直接的关系。

抱:是母子感情信息的传递,是新生儿最轻微、最得体的活动。当新生儿在哭闹不止的时候,是最需要大人抱,从而得到精神安慰的时候。有的家长怕惯坏了孩子而不愿意抱,这对孩子的身体健康和生长发育是很不利的。

为了培养孩子的感情、思维,特别是在那种哭闹的特殊语言要求下,不要挫伤孩子幼小心灵的积极性,要适当地多抱一抱你的小宝宝。

逗:是新生儿期最好的一种娱乐形式。逗可以使小宝宝高兴得手舞足蹈,使全身的活动量进一步增强。

有人观察,常被逗弄、与之嬉戏的孩子要比长期躺在床上很少有人过问的孩子表现得活泼可爱,对周围事物的反应显得更加灵活敏锐,这对新生儿以后的智力发育有着直接的影响。

按:是家长用手掌给孩子轻轻地按摩。先取俯卧位,从背部至臀部、下肢;再取仰卧位,从胸部至腹部、下肢,各做 10 ~ 20 次。

按不仅能增加胸、背、腹肌的锻炼,减少脂肪的沉积,促进全身血液循环,还可以增强心肺活动量和胃肠道的消化功能。

捏：是家长用手指捏揉新生儿。捏可以比按稍加用力，可以使全身和四肢肌肉更加结实。一般从四肢开始，再从两肩到胸腹，各做 10～20 次。

据有关医学研究，在捏的过程中，小儿胃液的分泌和小肠的吸收功能均有增进，特别是对脾胃虚弱、消化功能不良的小儿，效果更加显著。

"抱、逗、按、捏"中除了"抱"以外，其他均不宜在进食中或食后不久进行，以免小儿呕吐，甚至吐出的食物可能被吸入气管而导致呛咳、窒息。所以，时间一般选择在进食后 2 小时进行。

操作手法要轻柔，不要用力过度，以让新生儿感到舒适、满足为度。同时还要注意不要让新生儿受凉，以防感冒。

在与孩子逗玩时，表情要自然大方，不要做过多的挤眉、斜眼、歪嘴等怪诞的动作，以避免小儿留下深刻印象，经常模仿而形成不良的"病态习惯"，将来不好纠正。

新生儿按摩

新生儿按摩可以促进母子交流，增加新生儿体重，有利于新生儿身体健康和发育，同时可以减少新生儿吵闹，增加睡眠。

> 新生儿的注意力不能长时间集中，因此，每个按摩动作不要重复太多，按摩时间应选择在新生儿不太饥饿或者不烦躁的时候，最好在婴儿沐浴后，或在给婴儿穿衣服的过程中。

按摩前短时间的准备也很重要，可以放一些柔和的音乐以帮助婴儿放松，使其感到更加舒适。按摩前要先温暖双手，倒一些婴儿润肤油或爽身粉于手掌心，然后轻轻地在婴儿肌肤上滑动，开始时轻轻地按摩，逐渐增加压力，孩子慢慢地就适应了。

新生儿按摩手法：

头部

用双手拇指从前额中央向两侧滑动；用双手拇指从下颏中央向外侧、向上滑动；两手掌面从前额发际向上、后滑动，至后、下发际，并停止于两耳后乳突处，轻轻按压。

胸部

两手分别从胸部的外下侧向对侧的外上侧滑动。

腹部

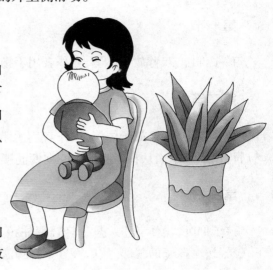

两手从腹部右下侧经中上腹滑向左上侧；右手指腹自右上腹滑向右下腹；右手指腹自右上腹经左上腹滑向左下腹；右手指腹自右下腹经右上腹、左上腹滑向左下腹。

四肢

双手抓住上肢近端，边挤边滑向远端，并揉搓大肌肉群及关节。下肢与上肢相同。

手足

两手拇指指腹从手掌面跟侧依次推向指侧，并提捏各手关节。足与手相同。

背部

婴儿呈俯卧位，两手掌分别由背部中央向两侧滑动。

>> 妈咪课堂

　　按摩没有固定的模式，可以不断地调整，以适应婴儿需要。对于新生儿，每次按摩10分钟即可；对于大一点儿的婴儿，可以延长时间至20分钟左右。

婴儿按摩操(适于 0 ~ 3 个月的婴儿)

第一节

孩子仰卧,双臂放于体侧,操作者用手指从肩到手按摩孩子胳膊 4 ~ 6 次。

第二节

孩子仰卧,双臂放于体侧,操作者用手掌心顺时针方向按摩孩子腹部6 ~ 8次,然后再用双手掌面从孩子腹部中心向两肋腰间方向抚摩 6 ~ 8 次。

第三节

孩子仰卧,操作者用一只手轻轻握住孩子的脚,用另一只手从内向外、从上向下,轻轻按摩孩子的腿部,然后换另一只脚。最后,轻轻地揉一揉孩子的腿部肌肉。

第四节

孩子俯卧,操作者用手顺孩子脊椎骨从头部往臀部按摩,然后再从下往上按摩。

第五节

孩子仰卧,操作者用两手食指托住孩子踝部,用两拇指按摩其脚背、脚踝周围。双臂交叉运动。

 ## 新生儿的户外活动

一般来说,未满月的新生儿不必到户外去呼吸新鲜空气,可以打开窗户放些新鲜空气进来。不过新生儿天生就喜欢赤身裸体地在户外活动,如果让他赤身裸体地在户外晒晒太阳,他会高兴得手舞足蹈,感到非常满足,这对于新生儿生长发育很有益处。如果天气非常暖和,也可以将新生儿抱出去散步 5 分钟左右。

户外活动以春秋季为最好,冬天要在无风或风很大的时候进行,夏天要在阳光不太强的树荫下活动,但不要隔着玻璃晒太阳,因为紫外线大多不能穿透玻璃,这样起不到晒太阳的作用。

户外活动对婴儿的生长发育很有益处。新生儿经常进行户外活动,能增进孩子食欲,促进孩子夜间睡眠质量,还可以增进皮肤和鼻黏膜的功能,预防感冒。新生儿接受适当的阳光照射,可以使身体产生维生素 D,具有预防佝偻病的作用。

婴儿经常进行户外活动,能增进食欲,晚上睡眠也会很好;还可增进皮肤和鼻黏膜的功能,使身体愈来愈结实,可预防感冒的发生。

第四章

婴幼儿科学食谱

婴幼儿出生到长大成人,一直处在不断的生长发育过程之中。生长发育必然消耗能量。婴幼儿的喂养,既要全面、充足的营养,又要适合其年龄特点,以免胃肠道负荷过重。这就需要有科学的食谱,才能保证小儿生长发育良好。

1 岁宝宝食谱

枣栗子粥

【原料】

粥 1 小碗,栗子 5 个,枣 5 个。

【制作方法】

把小枣用开水烫一下捞出,去皮去核。将去掉外皮的栗子肉切成小块,放入锅里加适量水煮熟,然后放入米粥、枣肉一起上火煮开,即可食用。

土豆小米粥

【原料】

大米、小米各 10 克,土豆四分之一个,小白菜少许。

【制作方法】

将土豆洗净去皮,切成小方块上火煮软,把小白菜择洗

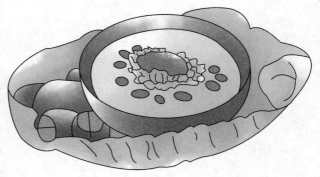

干净切碎,放入锅内煮5分钟,再倒入煮软的土豆和大米小米粥,稍煮一会儿即可出锅。

栗子粥

【原料】

大米粥1小碗,栗子3个,精盐少许。

【制作方法】

(1)将栗子剥去内膜、外皮后,切碎。

(2)锅置火上,加入适量水、栗子。煮熟后,再与大米粥混合同煮一下,加入少许精盐,使其有淡淡的咸味即可喂食。

>> 爱心贴士

　　栗子含有丰富的淀粉、蛋白质、脂肪、糖类、钙、磷、铁、胡萝卜素、维生素 B_1、维生素 B_2、维生素 C 等,是一种滋补品,老少皆宜,以补肾的功效最好。栗子煮粥,常食可防治婴儿腹泻、脚软无力、口角炎、舌炎、唇炎等核黄素缺乏症。

苹果色拉

【原料】

苹果25克,橘子数瓣,葡萄干适量。

【制作方法】

把洗净的苹果去皮后切碎,橘子瓣去皮去核后切碎,用温开水把葡萄干泡软后切碎。将苹果、橘子和葡萄干一同放入小碗内,加入酸奶酪和蜂蜜,搅拌均匀后即可食用。

燕麦粥

【原料】

燕麦片50克,牛奶250克,白糖10克。

【制作方法】

(1)将燕麦片和牛奶放在一个小平底锅内,充分混合,用文火烧至微开,用勺不停地搅动,以免粘锅,待锅内食物变稠即成。

(2)将燕麦粥盛入碗内,加入白糖,搅和均匀,晾至温度适宜即可喂食。

肉松饭

【原料】

软米饭 75 克,鸡肉 20 克,胡萝卜片、酱油、白糖、料酒各少许。

【制作方法】

(1)将鸡肉剁成极细的末,放入锅内,加入酱油、白糖、料酒,边煮边用筷子搅拌,使其均匀混合,煮好后放在米饭上面一起焖。

(2)饭熟后盛入小碗内,切一片花形胡萝卜片放在米饭上面做装饰。

鸡汤煮饺子

【原料】

小饺子皮 5 个,鸡肉末和切碎的洋白菜各 15 克,芹菜末 5 克,炒熟搅碎的鸡蛋 10 克,酱油、鸡汤各适量。

【制作方法】

(1)将鸡肉末放入碗内,加少许酱油搅拌均匀,再加入洋白菜末、鸡蛋拌匀成馅,包成饺子。

(2)锅上火,放入鸡汤,锅开后放饺子煮熟,撒入芹菜末,加入适量酱油,使其稍微有点儿咸味即成。

> **>> 爱心贴士**
>
> 此饺子含有丰富的蛋白质、碳水化合物、钙、磷、铁、锌及维生素 A、维生素 B_1、维生素 B_2、维生素 C、维生素 D、维生素 E 等多种营养素,能促进婴儿生长发育,健康地成长。

萝卜肝粥

【原料】

胡萝卜蓉 30 克,粳米饭 30 克,猪肝蓉 30 克,酱油、香油各适量。

【制作方法】

先将胡萝卜蓉、猪肝蓉和香油、酱油放在一起调匀,10 分钟之后,同粳米饭一起放在锅中,加入适量的清水,置于旺火上烧沸后,改为微火煮成稀烂软粥即成。

冰糖莲子梨

【原料】

梨半个,冰糖少许,莲子4粒。

【制作方法】

把洗净的梨去皮去核切成小方块,放到小碗里,加少许冰糖和莲子混合一起上火,蒸至冰糖溶化后即可食用。

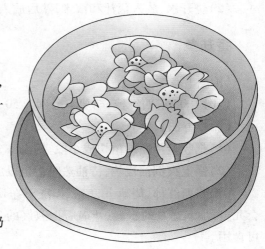

牛奶蜂蜜饼干

【原料】

普通面粉200克,黄油20克,牛奶30克,蜂蜜和发酵粉适量。

【制作方法】

将面粉放入盆内,加入发酵粉混合;把黄油放入蜂蜜中搅开,加入牛奶和加了发酵粉的面粉揉成面团;将面团擀成0.5厘米厚的片,切成方形,用叉子扎些孔,刷上牛奶,放入烤箱内,在250℃炉温下烘烤至焦黄即成。

奶油鸡肉豆腐

【原料】

豆腐50克,鸡肉25克,胡萝卜、香菇、葱头各15克,扁豆适量,牛奶150毫升,鸡汤100毫升。

【制作方法】

把豆腐放入开水中,余一下捞出研碎,将洗净的扁豆倒入开水锅里煮熟捞出切碎,将葱头、胡萝卜、香菇、鸡肉加工成末后放入锅里加鸡汤上火煮熟,再把扁豆末、豆腐、牛奶一起倒入锅里搅拌均匀煮开即可出锅。

桂花甜藕粥

【原料】

糯米250克,嫩藕1节,桂花酱适量。

【制作方法】

(1)将藕成浆,去渣为汁。

(2)烧开水,放入藕汁和糯米,熟后放入桂花酱。

番茄鱼

【原料】

鱼肉100克,西红柿、胡萝卜分别为50克和20克,扁豆25克,植物油适量。

【制作方法】

(1)把收拾干净的鱼切成小段,控去水分:

(2)锅上火倒油烧热,待油热时把鱼段放入锅里煎炸至两面呈黄色出锅:

(3)将西红柿、胡萝卜、扁豆择洗干净切成小丁放入锅里,倒入植物油煸炒一会儿,再加入适量的水,煮开锅后把煎好的鱼段放入锅里用文火炖一会儿,入味即可食用。

鲜虾肉泥

【原料】

鲜虾肉(河虾、海虾均可)50克,香油1克,精盐适量。

【制作方法】

(1)将鲜虾肉洗净,放入碗内,加水少许,上笼蒸熟。

(2)取出,加入适量精盐、香油搅成肉泥即成。

>> 爱心贴士

　　虾泥含有丰富的蛋白质、脂肪,其中含有多种人体必需的氨基酸及不饱和脂肪酸,是婴儿极好的健脑食品。此外还含有钙、磷、铁及维生素A、维生素B_1维生素B_2和尼克酸等营养素。婴儿食此菜,有助大脑及身体各部分的良好发育。

腊肠西红柿

【原料】

西红柿30克,腊肠15克,肉汤适量。

【制作方法】

将西红柿用热水烫一下后剥去皮,去籽切碎,把腊肠也切碎备用。锅置火上,放入肉汤、西红柿和腊肠,边煮边搅拌,用勺子将锅内食物研成糊状,加适量盐即可食用。

蚕豆京糕泥

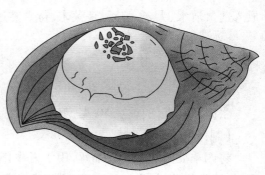

【原料】

鲜蚕豆 50 克,京糕 25 克,白糖 15 克,花生油 5 克,桂花少许。

【制作方法】

(1)将鲜蚕豆剥去老、嫩皮,放入锅内煮烂,捞出,用冷水过凉,放菜板上砸成泥状放入碗内。

(2)将京糕切成绿豆大小的丁。

(3)锅置火上,放入花生油,加入白糖、蚕豆泥、桂花,用中火推炒,炒熟透后盛入盘内,撒上京糕丁即成。

鸡肝面条

【原料】

挂面小半碗(约 50 克),熟鸡肝末和小白菜末各 25 克,鸡蛋半个调匀,香油、肉汤、酱油等适量。

【制作方法】

将肉汤放锅内上火煮开,将面放入锅中煮开,加入少许酱油和食盐再煮稍许,待挂面快熟时放入鸡肝末、小白菜末和鸡蛋液,滴上香油即可。

香菇鸡丝粥

【原料】

大米 50 克,鸡胸肉 30 克,香菇 2 朵,豌豆 30 克,植物油 10 克,芹菜、葱末、精盐、味精、酱油各少许。

【制作方法】

(1)将大米洗净,鸡胸肉洗净切细丝,芹菜洗净切细末,香菇水泡发好后切细丝。

(2)锅置火上,放油烧热,加入葱末、鸡丝、香菇煸炒,然后滴入少许酱油入味,放入适量清水、大米、豌豆、芹菜末,待煮熟透后,放入盐、味精即可食用。

牛肉炖四季豆

【原料】

牛肉100克,四季豆50克,鸡蛋1个,酱油和白糖适量。

【制作方法】

将四季豆蒸熟后切成细丝,用水煮牛肉,同时放少许酱油和白糖调味,待肉煮熟时,打入蛋花,加入四季豆丝,再稍煮一会即可。

鸡蛋菠菜疙瘩汤

【原料】

面粉50克,鸡蛋1个,虾仁10克,菠菜20克,高汤200克,香油2克,精盐适量,味精少许。

【制作方法】

(1)将鸡蛋磕破,取鸡蛋清与面粉和成稍硬的面团,擀成薄片,切成黄豆粒大小的丁,撒入少许面粉,搓成小球。

(2)将虾仁切成小丁,菠菜洗净,用开水烫一下,切末。

(3)锅置火上,放入高汤、虾仁丁,开锅后下入面疙瘩,煮熟,淋入鸡蛋黄,加入菠菜末,淋入香油,放入精盐、味精,盛入小碗内,便可喂食。

>> 爱心贴士

此汤含有丰富的蛋白质、碳水化合物、铁质等,还含有多种维生素及其他矿物质。鸡蛋是补充蛋白质、卵磷脂的理想食品,菠菜中含有大量的维生素B、维生素C、维生素D和胡萝卜素等,具有滋阴润燥、养血的作用。此汤是婴儿较理想的食品。

鸡蓉面片

【原料】

鸡肉末 50～100 克,薄面片适量,卷心菜叶末、虾皮汤、紫菜、香油适量。

【制作方法】

把研碎的鸡肉末、虾皮汤上火煮熟,开锅后放入面片、卷心菜末和紫菜,待再煮开后稍加一点香油,即可出锅食用。

黄鱼馅饼

【原料】

净黄鱼肉 100 克,鸡蛋 1 个,牛奶 50 克,葱头 25 克,植物油 10 克,淀粉 15 克,精盐 2 克。

【制作方法】

(1)将净黄鱼肉制成泥,葱头切末。

(2)将鱼泥放入碗内,加入葱头末、牛奶、鸡蛋、精盐、淀粉,搅成有黏性的鱼馅备用。

(3)平锅置火上,烧至温热,放入油,把鱼馅制成小圆饼放入锅内,煎至两面呈金黄色,即可喂食。

> **>> 爱心贴士**
>
> 黄鱼含碘、铁、钙、磷、蛋白质、脂肪、维生素 B_1、维生素 B_2、尼克酸等,具有健脾开胃、益气补虚、养肾固精等功效。黄鱼与鸡蛋、牛奶合用,能使婴儿强身健体,提高智商,促进生长发育。

白薯香蕉

【原料】

适量白薯,香蕉半根,熟蛋黄半个,蜂蜜 10 克。

【制作方法】

把白薯洗干净去皮,放锅中煮软研成泥,洗净香蕉剥皮,放入小碗研成泥。把白薯泥、香蕉泥一起放入碗里,将鸡蛋黄和适量蜂蜜加入拌匀即可。

牛肉饭

【原料】

蒸好的米饭半碗(50～100 克),牛肉末 25 克,白糖、酱油各少许,油菜末 25 克。

【制作方法】

把牛肉末放入锅里,加入少许白糖、酱油,边煮边用筷子搅匀,将煮好的牛肉末放在米饭上面一起上火焖熟后,将择洗干净的油菜上火煮熟切碎,撒在牛肉饭上,即可食用。

木耳饭

【原料】

大米 100 克,干木耳 3 个,海味汤、白糖、酱油、胡萝卜末适量。

【制作方法】

把用温水泡发的木耳,洗干净切成小块,放入锅内加入海味汤煮,然后开锅后倒入胡萝卜末,加少许白糖和酱油拌匀煮熟出锅。大米淘净放适量水煮开,再改文火焖饭,快熟时把木耳加到米饭里拌匀,继续焖入味,即可食用。

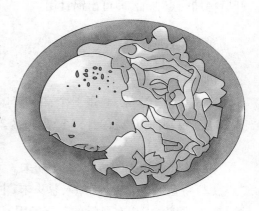

红小豆泥

【原料】

红小豆 50 克,红糖 25 克,水适量。

【制作方法】

拣洗干净的红小豆,倒入锅中,加适量水置火上烧开,改用小火煮烂后,用勺压碎成泥。倒少许植物油于锅内,放红糖至熔化,再倒入豆沙,用勺子炒匀即可。

果酱薄饼

【原料】

面粉 60 克,鸡蛋 2 个,牛奶 150 克,肥肉 1 小块,精盐少许,黄油 15 克,果酱适量。

【制作方法】

（1）将面粉放入碗中,磕入鸡蛋,用筷子搅拌均匀,再加上精盐、化开的黄油、牛奶搅匀成面糊。

（2）锅置火上,用肥肉把锅四周抹一下,倒入一汤勺面糊,使面糊在锅的四周均匀分布,待一面烙熟后,翻过来再烙另一面至熟。

（3）在薄饼上抹上果酱卷起来,即可食用。

>> 爱心贴士

　　此饼含有丰富的蛋白质、脂肪、碳水化合物、钙、磷、铁、锌及维生素 A、维生素 B、小维生素 C、维生素 D、维生素 E 和尼克酸等多种婴儿生长发育所必需的营养成分。

蜂蜜大米饭

【原料】

牛奶 200 克,大米 40 克,蜂蜜 10 克。

【制作方法】

①锅置火上,放入牛奶烧开,加入蜂蜜,放入淘洗干净的大米搅拌均匀,待大米没有生心,加盖,用微火焖 15 分钟。

②将米饭盛入小碗内,待完全晾凉后喂食。在晾的过程中,饭粒会将牛奶全部吸收。

苹果玉米粥

【原料】

苹果半个,玉米面 25 克,蜂蜜 15 克,鸡蛋半个。

【制作方法】

将苹果洗净去皮去核后,切成小方块,煮熟鸡蛋剥出蛋黄并

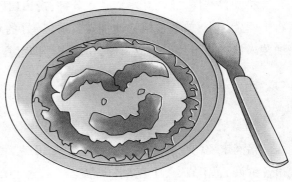

研碎。置锅于火上加适量水烧开,将用凉水调匀的玉米面倒入开水锅中,用勺子搅拌,快熟时放入切碎的苹果块和研碎的鸡蛋黄,用文火再煮一会,出锅后再放少许蜂蜜,即可食用。

豆豉牛肉末

【原料】

碎豆豉20克,牛肉末15克,植物油5克,酱油3克,鸡汤10克。

【制作方法】

锅置火上,放入植物油烧热,下牛肉末煸炒片刻,再下入碎豆豉、鸡汤和酱油,搅拌均匀即成。

>> 爱心贴士

　　牛肉含有多种人体必需的氨基酸、蛋白质、脂肪、维生素 B_1、维生素 B_2、尼克酸、钙、磷、铁、锌等,为人体的滋补强壮食品,具有补脾和胃、益气增血、强筋健骨等功效。豆豉含有丰富的钙、磷、铁、锌、维生素 E,对婴儿发育有益。此菜常食,能促进婴儿健康地生长、发育,特别是对大脑的发育。此菜适宜在喂粥或挂面时添加。

紫菜蛋卷

【原料】

鸡蛋半个,油菜50克,紫菜适量,酱油少许。

【制作方法】

将油菜洗净,放入开水锅煮5分钟,捞出切碎浇少许酱油,然后再把汁水挤出。将平锅置火上,放适量植物油加热,倒入调好的鸡蛋摊成一个薄片,然后把紫菜和油菜末放在鸡蛋片上卷成一卷,切成小卷即可食用。

肉末卷心菜

【原料】

猪肉末30克,卷心菜20克,净葱头10克,植物油10克,酱油2克,精盐、水淀粉各少许,葱1克,姜1克,水50克。

【制作方法】

(1)将卷心菜用开水烫一下,切碎,葱头切碎待用。

(2)锅置火上,放入油烧热,下入肉末煸炒半熟,加入葱姜末、酱油搅炒两下,加入切碎的葱头、水,煮软后再加入卷心菜稍煮片刻,加入精盐,用水淀粉勾芡即成。

猪肉胡萝卜饺子

【原料】

面粉 50 克,胡萝卜末 50 克,虾 10 克,猪肉馅 20 克,酱油、香油、食盐、葱、姜等适量。

【制作方法】

(1)将洗净去皮的胡萝卜切碎,洗净虾仁并切碎,把胡萝卜末、虾末和猪肉馅一起放入容器内,加少许葱、姜末和少量香油等搅拌均匀。

(2)把面粉用温水和好擀成饺子皮,用上述拌好的馅包成小饺子。

(3)把炒锅置火上放适量水烧开,放入饺子,边煮边用勺子慢慢推转,待煮沸 3～4 次、饺子全部浮起即可捞出食用。

西红柿饭卷

【原料】

软米饭 50 克,鸡蛋 1 个,胡萝卜、西红柿、葱头少量,色拉油和盐适量。

【制作方法】

(1)把鸡蛋磕入小碗内,搅拌均匀,用炒锅摊成 1 张蛋皮。

(2)将胡萝卜、西红柿、葱头分别切成碎末。

(3)将炒锅置火上,放入适量色拉油,倒入葱头、胡萝卜末炒软,再加入米饭、西红柿和适量盐,搅拌均匀。

(4)将混合后的饭平摊在蛋皮上,卷紧切成小块即可食用。

茹鲜蔬鱼盒

【原料】

鱼 200～250 克,胡萝卜末 25 克,扁豆末 25 克,植物油、白糖和料酒适量。

【制作方法】

(1)把鱼清洗干净,放入碗里加少许食盐、料酒、葱、姜末浸泡片刻。

(2)把择洗干净的胡萝卜和扁豆切成碎丝放入鱼腹里。

(3)把炒锅置火上放入少许植物油加热,放入鱼煎炸片刻,加少量水和白糖盖上,焖烧约 15 分钟即可出锅。

肉末面条

【原料】

面粉 400 克,瘦肉 200 克,菠菜 200 克,香油 15 克,酱油 50 克,精盐 10 克,味精 3 克,姜少许。

【制作方法】

(1)将面粉加冷水和成硬面团,擀成薄片,再切成极细的条,瘦肉剁成末,菠菜择洗干净切末。

(2)肉末放入锅内,加入葱姜末、酱油、香油调匀待用。将清水倒入锅内,开后下入面条,并加入调好的肉末搅匀,再加精盐、菠菜,稍煮即成。

>> 爱心贴士

做此菜的时候,特别提醒:面条要切匀切细,最后汤不要带得太多,但也不能太干。味要香,不要过重。

鸡蛋面条

【原料】

煮烂切碎的细面条 50 克,切碎的葱头 10 克,切碎的西红柿 5 克,鸡蛋半只,黄油、肉汤、精盐少许。

【制作方法】

(1)将锅置火上,放入黄油熬至溶化,下入葱头略炒片刻,再放入面条、肉汤和精盐一起煮。

(2)将鸡蛋调匀后倒入锅内,与面条混合均匀盛入碗内,上笼蒸 5 分钟,把西红柿放在面条上即成。

鱼肉面

【原料】

新鲜鱼肉 20 克,面条 30 克,盐、植物油、葱、姜少许。

【制作方法】

将鱼肉去刺,捣碎成鱼末,面条下锅煮烂后加入鱼肉末、油、盐、姜、葱,再煮至熟即成。

鸡蛋面片汤

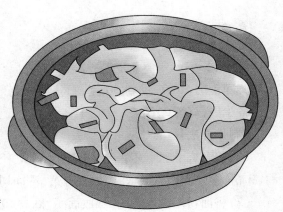

【原料】

面粉 100 克,鸡蛋 4 个,菠菜 200 克,香油 15 克,酱油 20 克,精盐 10 克,味精 3 克。

【制作方法】

(1)将面粉放盆内,加鸡蛋液和成面团,揉好擀成薄片,切成小块待用,菠菜洗净切末。

(2)锅中放水,置火上烧开,下入面片,煮好后加入菠菜末、酱油、精盐、味精,滴香油即成。

猪肝面

【原料】

挂面小半碗(约 25 克),猪肝末 10 克,虾肉末 20 克,小白菜末 20 克,鸡蛋四分之一个,酱油少许。

【制作方法】

将挂面煮开二次后捞出,把猪肝煮熟研成末,将虾肉、小白菜也切成末一起放入锅内,再加入海米汤和少许酱油上火煮,煮开锅后,把调好的鸡蛋撒入锅内,再煮一会儿即可食用。

蛋饺

【原料】

鸡蛋 1 个,瘦肉 30 克,青菜 30 克,调料适量。

【制作方法】

瘦肉洗净剁成肉糜,青菜切成末,加调料煸炒熟。起油锅把打匀的鸡蛋液摊成圆形,待鸡蛋半熟时,将炒好的肉糜青菜放在蛋饼上,折成饺子状即成。

鱼肉水饺

【原料】

鲜净鱼肉 50 克,面粉 50 克,肥猪肉 7 克,青菜 15 克,香油、酱油、精盐、味精、料酒各少许,鸡汤 25 克。

【制作方法】

(1)将鱼肉、肥肉洗净,一同切碎,剁成末,加鸡汤搅成糊状,再加入精盐、酱油、味精,继续搅拌成糊状时,加入青菜(洗净切碎)、香油、料酒,拌匀成馅。

(2)将面粉用温水和匀,揉成面团,揪成 10 个小面剂,擀成小圆皮,加入馅包成小饺子。

(3)锅置火上,倒入清水,开后下入饺子,边下边用勺在锅内慢慢推转,待水饺浮起后,见皮鼓起,捞出即成。

(4)鱼肉一定要剔净鱼刺,面皮要薄,馅要剁烂,水饺多煮一会儿,以利消化。

营养蛋饼

【原料】

鸡蛋半个,净鱼肉 20 克,净葱头 10 克,黄油 6 克,番茄酱 10 克。

【制作方法】

(1)将葱头切成碎末,鱼肉煮熟,放入碗内研碎。

(2)将鸡蛋放入碗内,加入鱼泥、葱头末拌匀成馅。

(3)把黄油放入平底锅内溶化,将馅肉团成小圆饼,放入油锅内煎炸,煎好后把番茄酱浇在上面即成。

青菜肉末

【原料】

肉末 2 大匙,青菜末 2 大匙,酒、糖、酱油、植物油少许。

【制作方法】

将肉末放入锅内,加 2 小匙水,放火上用微火煮熟时,加入少许酱油、糖、酒调匀。锅内放植物油,油热后将肉末倒入,炒片刻后,将青菜末倒入一起炒,炒熟即可。

番茄土豆饼

【原料】

土豆50克,熟鸡蛋半个,植物油和番茄酱少许。

【制作方法】

(1)把洗净去皮的土豆切成小方块,上火煮软并研碎,将鸡蛋上火煮熟研碎,放入土豆泥拌匀。

(2)置平锅于火上烧热,抹上少许植物油后,把土豆泥做成小饼,放在平锅内烙,烙至两面呈浅棕色,抹上少许番茄酱,即可食用。

豆腐软饭

【原料】

大米50克,豆腐25克,青菜25克,炖肉汤(炖鱼汤、炖鸡汤、炖排骨汤)适量。

【制作方法】

(1)将大米淘洗干净后,放入小盆内,加入清水,上笼蒸成软饭待用。

(2)将青菜择洗干净、切成末,豆腐先放入开水中煮一下,再切成末。

(3)将米饭放入锅内,加入肉汤一起煮,煮软后再加豆腐、青菜末稍煮即成。

>> 爱心贴士

此饭软烂,味鲜香,营养丰富。在做的过程中要注意:饭要软烂,菜要切碎。主要靠各种肉汤提味。青菜是指菠菜、油菜、芹菜等绿叶蔬菜。

2岁宝宝食谱

赤豆汤

【原料】

赤豆250克,白糖100~200克。

【制作方法】

将赤豆洗净,加水煮烂。然后放入白糖晾凉,加糖桂花,温后饮用。

三鲜蛋羹

【原料】

鸡蛋、新鲜虾仁、肉末、蔬菜,少许食盐。

【制作方法】

把1~2个鸡蛋打入碗中,加少许食盐和凉开水打匀,放入锅中蒸熟,然后再切几个新鲜虾仁与炒好的肉菜末放进碗中搅匀,再继续蒸5~8分钟,即可食用。

饴糖大米粥

【原料】

饴糖30克,粳米50克,清水适量。

【制作方法】

(1)将粳米淘洗干净。

(2)锅置火上,放入清水,烧开后,再放入粳米,煮至粥熟,加入饴糖,再煮一会即可。

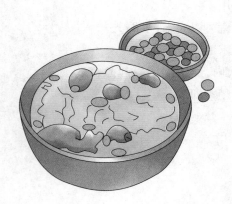

鸡丝火腿汤面

【原料】

熟鸡丝、熟火腿丝、盐、豆苗、面条。

【制作方法】

(1)煮熟面条盛碗内。

(2)鸡汤加盐烧开,浇在面上,撒上鸡丝、火腿丝、豆苗即可。

虾仁蛋羹

【原料】

鲜虾仁 100 克,鸡蛋 200 克,鲜豌豆 25 克,精盐 2 克,酱油 10 克,味精 1 克,干淀粉 10 克,葱末 5 克,料酒、香油各适量。

【制作方法】

(1)将鲜虾仁洗净,用干净布拭去浮水,加入精盐、料酒、鸡蛋液各少许,拌匀后再加入干淀粉抓匀,然后分散着下入开水锅中,氽熟后捞出,控去水。鲜豌豆也放入开水锅中氽熟,捞出后用冷水过凉。最后将氽熟的虾仁和豌豆剁成碎粒。

(2)把鸡蛋磕入碗内,先用筷子搅匀,再加入适量的精盐、料酒、味精、葱末及清水搅匀,上屉蒸 10 分钟即成蛋羹。

(3)将锅坐火上,加入清水、精盐、酱油、味精、料酒调味。烧开后下入氽熟的虾仁粒、鲜豌豆粒,撇去浮沫,再勾薄芡,淋入香油,浇在蛋羹上即成。

>> 爱心贴士

本品配有鲜豌豆、鸡蛋、虾仁、香油等,色、香、味俱全,且柔软鲜嫩,有利于消化。虾仁含有丰富的不饱和酸,鸡蛋含有丰富的卵磷脂,两者均有助于提高婴幼儿的智力。

木耳大枣粥

【原料】

黑木耳 20 克,大枣 5 枚,稻米 50 克,冰糖 10 克,清水适量。

【制作方法】

(1)先将黑木耳洗净,浸泡半天。

(2)将稻米洗净后置于锅内,加水和红枣,共熬粥。

(3)粥熟后加入冰糖、木耳,再熬片刻,待冰糖溶化,用勺搅匀即可。

什锦粥

【原料】

稻米 150 克,山药 5 克,红枣 5 克,糯米 5 克,龙眼肉 5 克,白眉豆 5 克,百合 5

克,莲子5克,白糖适量。

【制作方法】

(1)将稻米、糯米淘净,待用。

(2)把上述各料(除稻米、糯米外)洗净,放入锅内,加入1000毫升水,煮30分钟。

(3)加入稻米、糯米,继续煮,待米烂成粥。食用时加适量白糖。

排骨粥

【原料】

猪排骨250克,粳米150克,葱花、味精、食盐、清水各适量。

【制作方法】

(1)将猪排骨洗净后切块,使其中的骨髓渗出。

(2)将200毫升清水放入锅中,先放入排骨,煮沸后改用文火熬1小时左右,然后将排骨捞出,汤备用。

(3)在汤里加入粳米,煮沸后改用文火熬30分钟,煮至米烂、粥稠,最后再加入食盐、葱花、味精等调味,盛出即可。

>> 爱心贴士

骨髓中含丰富的脂类,脂类中含有的花生四烯酸在正常大脑功能中具有重要作用,对人体的感觉功能、能动性、活动性和学习与认知能力等方面均有促进作用。

牛奶炖鱼

【原料】

新鲜鱼肉30克,白菜叶50克,胡萝卜30克,牛奶100克,食盐2克,料酒、花生油少许。

【制作方法】

(1)将白菜叶切成片,胡萝卜切成4毫米厚的片。

(2)将鱼肉洗干净,撒上少许食盐和料酒略放一会儿,然后放于锅内蒸熟,取出晾凉后撕开。

(3)锅内放花生油适量,烧热后加入胡萝卜片和白菜叶,不断翻炒,再少放一点盐,放水适量,旺火煮沸。

(4)待菜煮软后加入牛奶、鱼肉,共煮10分钟,熟后盛出即可。

豆腐蛋花

【原料】

豆腐300克,鸡蛋2个,笋片100克,高汤、植物油、味精、食盐、淀粉各适量。

【制作方法】

(1)把豆腐切成1厘米见方的小丁,锅中放油烧热,将豆腐煎成黄色,备用。

(2)将鸡蛋磕在碗内,打散,然后加食盐、味精和高汤,充分搅匀。

(3)锅内放油适量,待油七成热时,倒入鸡蛋液炒好,再将豆腐倒入锅内,炒熟,勾芡出锅即成。

菜花鸡肉泥

【原料】

鸡胸肉50克,火腿肠30克,菜花80克,豌豆10克,精盐、味精、花椒水、蛋清、料酒、淀粉、鸡汤、芝麻油各适量。

【制作方法】

(1)将鸡肉剁成肉泥,加入适量淀粉、蛋清、料酒、精盐、花椒水、鸡汤,搅为糊状。

(2)将菜花放入沸水中煮熟,待冷却后切成小丁,豌豆煮熟,切成小丁,火腿肠切成细丁,备用。

(3)用芝麻油将菜花稍炒,然后加入鸡肉泥、火腿丁、豌豆丁、味精,炒至肉熟即可。

胡萝卜鸡肝丁

【原料】

鸡肝50克,姜丝5克,胡萝卜20克,青菜10克,鲜木耳10克,鸡汤100克,食盐、白糖、酱油、料酒各适量。

【制作方法】

（1）将鸡肝洗净，在水中泡一小时以去除血腥味，然后切成 1 厘米见方的丁，胡萝卜去皮、洗净，切成小块，青菜择洗干净，切成段，用开水焯熟。

（2）将鸡汤用锅煮开，放入切好的鸡肝丁、胡萝卜块、姜丝，开锅后撇去浮沫，待汤熬至剩下二分之一时，放入木耳、食盐、料酒、酱油，共炖至软烂。

（3）待汤剩下三分之一时，在盘中码上青菜，将胡萝卜鸡肝丁盛出，放在青菜上即可。

黄绿鲫鱼汤

【原料】

小油菜 50 克，金针菇 20 克，鲫鱼汤 200 克，食盐、料酒、葱花各适量。

【制作方法】

（1）把小油菜洗净，放入开水中焯透，捞出入冷水中冷却，然后切成 1.5 厘米长的小段，挤掉水分，放入盘中待用。

（2）将金针菇去根、洗净、拆散。

（3）将鲫鱼汤煮开，放入食盐、料酒调味，再把小油菜、金针菇放进去煮约 15 分钟至熟透，撒上葱花即成。

>> 爱心贴士

本品黄绿相间，味香质鲜，口感好。绿色蔬菜中含有丰富的维生素及其他微量元素，菌类食物中含有丰富的矿物质，均有促进大脑发育的功效。

 3 岁宝宝食谱

肉松

【原料】

猪瘦肉、酱油、精盐适量，葱、姜、糖各少许。

【制作方法】

先将纯的猪瘦肉洗净后切成 3～4 厘米厚，长 3 厘米左右的长方片，然后将肉片放入锅中加水(水以刚浸过肉片为宜)煮开,撇去浮沫,放入整根的葱和整块的姜,盖上锅盖文火慢熬3~4小时,使汤汁收紧,再将精盐和酱油适量加入文火再煮1~2小时,使汤汁都收干(如果汤太多),可用旺火收汤,筷子将肉丝搅碎,用小火翻炒,炒至水气散净后加糖少许,将肉炒至丝状即可。

麻酱茄子

【原料】

嫩茄子、芝麻酱、精盐、大蒜、米醋、香油、味精。

【制作方法】

茄子削皮切成小长方条,撒上一点盐,浸在水中,泡去茄褐色,捞出,放碗内入蒸锅蒸熟。大蒜制成蒜泥。芝麻酱加凉开水搅拌成稀糊状时,加入盐、味精、蒜泥、米醋、香油,拌匀,浇在晾凉的茄条上,即可食用。此菜清淡,口味鲜香。

手工蛋面

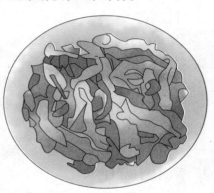

【原料】

面粉500克,鸡蛋5个,骨头汤、紫菜、淀粉各适量,酱油、香油、味精、精盐、香菜末、葱末、姜末各少许。

【制作方法】

(1)把鸡蛋打在盆内搅匀,再加入面粉,揉拌均匀,加温水搓揉光滑的面团,盖上湿布,醒好。

(2)用干淀粉作扑面,把醒好的面团擀成大张薄片,撒上少许干淀粉,前后折叠起来,用刀切成细丝备用。

(3)将骨头汤烧开,把面条下锅煮熟,撒入香菜末,撕好小块紫菜、葱末、姜末、淋入香油即可。

青椒炒肉丝

【原料】

瘦猪肉50克,青椒100克,炒菜用油10克,滑肉用油100克(实耗5克),香油、酱油、精盐、水淀粉、葱、姜丝各少许。

【制作方法】

（1）将青椒择洗干净，切成4厘米长的丝，瘦猪肉洗净，切成4厘米长细丝，放入盆内，加入水淀粉、精盐上浆，用热锅温油划散捞出待用。

（2）将炒菜油放入锅内，热后下入葱姜丝炝锅，投入青椒丝煸炒断生，放入肉丝搅拌匀，加入酱油、精盐、水少许，开后勾芡，淋入香油出锅即成。

>> 爱心贴士

本品色泽美观，味道鲜美，维生素C含量极为丰富。在制作的过程中要选用新鲜、没有辣味的青椒做原料。青椒丝不要切得太长，以适合幼儿的咀嚼与消化能力。菜要炒得软些。

熘鱼片

【原料】

净鱼肉100克，鸡蛋清20克，冬笋40克，猪油200克（实耗40克），香油、精盐、料酒、味精、湿淀粉、高汤适量。

【制作方法】

（1）将净鱼肉片切成长3厘米、宽2厘米、厚0.3厘米的片。放入盆内，加入鸡蛋清、湿淀粉上浆。

（2）将冬笋切成小骨牌片。取大碗一个，放入高汤、料酒、精盐、味精、醋、水淀粉、香油，对成白色芡汁。

（3）将炒锅置火上烧热，加入猪油，烧至三成热时，将上浆的鱼片放入锅内滑散捞出，沥净油各适量。

（4）将锅内油倒出，少留底油，热后，用葱姜末炝锅，再放入冬笋片煸透，然后放入芡汁，待浓稠后，投入滑过油的鱼片，翻搅均匀即成。